RECHERCHES

SUR LE

CHOLÉRA ASIATIQUE

OBSERVÉ

EN AMÉRIQUE ET EN EUROPE

PAR

P.-F. THOMAS LONGUEVILLE

Docteur en Médecine de la Faculté de Paris
Chevalier de la Légion d'honneur
Membre titulaire de la Société médicale du 1er arrondissement
Correspondant de l'Académie impériale de Médecine
et de plusieurs autres Sociétés savantes
nationales et étrangères.

PARIS

J.-B. BAILLIÈRE ET FILS

LIBRAIRES DE L'ACADÉMIE IMPÉRIALE DE MÉDECINE
Rue Hautefeuille, 19

LONDRES   NEW-YORK
H. BAILLIÈRE, 219, STREET | H. BAILLIÈRE, 290, BROADWAY
MADRID, C. BAILLY-BAILLIÈRE, CALLE DEL PRINCIPE, 11

1857

RECHERCHES

SUR LE

CHOLÉRA ASIATIQUE

Paris. — Imprimerie P.-A. BOURDIER et Cie, rue Mazarine, 30

RECHERCHES

SUR LE

CHOLÉRA ASIATIQUE

OBSERVÉ

EN AMÉRIQUE ET EN EUROPE

PAR

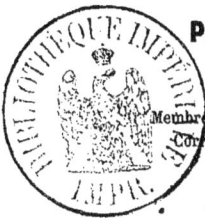

P.-F. THOMAS LONGUEVILLE

Docteur en Médecine de la Faculté de Paris
Chevalier de la Légion d'honneur
Membre titulaire de la Société médicale du 1er arrondissement
Correspondant de l'Académie impériale de Médecine
et de plusieurs autres Sociétés savantes
nationales et étrangères.

PARIS

J. B. BAILLIÈRE ET FILS

LIBRAIRES DE L'ACADÉMIE IMPÉRIALE DE MÉDECINE
Rue Hautefeuille, 19

LONDRES	NEW-YORK
H. BAILLIÈRE, 219, STREET	H. BAILLIÈRE, 290, BROADWAY

MADRID, C. BAILLY-BAILLIÈRE, CALLE DEL PRINCIPE, 11

1857

PRÉFACE

Certes, s'il existe dans la nature une maladie qui doive principalement exciter toute la sollicitude et l'attention du médecin, c'est sans contredit celle dont traite ce livre !

En effet, si nous envisageons d'une part, son excès de gravité, tel que de l'aveu de tous les médecins de bonne foi, près de la moitié des malheureux qui en sont sérieusement atteints y succombent jusqu'à présent ; d'autre part, la rapidité avec laquelle trop souvent elle foudroie pour ainsi dire ses infortunées victimes ; si nous considérons enfin qu'elle paraît désormais parfaitement naturalisée aussi bien dans notre Europe que dans les autres parties du monde ; nous avons de bien puissants motifs pour en faire

un des principaux objets de nos études et de
nos méditations !

Aussi, selon moi, tout praticien qui s'est
trouvé à portée d'observer soit une, soit plusieurs épidémies de choléra asiatique comme
je l'exprime à plusieurs reprises dans cet ouvrage, doit-il, quelque modeste que soit le rang
qu'il occupe dans la science, communiquer
aux autres le résultat de ses observations ; et
pourvu qu'il le fasse avec candeur et clarté,
il aura le droit d'espérer avoir rendu service
à l'humanité en apportant sa pierre à l'édifice commun.

Ce sont ces considérations qui me déci-
dent à descendre dans la lice malgré ma faiblesse, et quoique beaucoup d'autres, chez
lesquels je me plais à reconnaître un savoir
bien supérieur au mien, aient déjà publié sur
ce sujet important de nombreux et remarquables travaux.

En agissant comme je le fais aujourd'hui,
je crois remplir les devoirs qui me sont im-
posés par la noble profession que j'ai em-

brassée, et d'ailleurs, on le verra dans le cours de cet ouvrage, tout ce que je dis a été observé par moi-même; ce qui ne veut pas dire cependant que j'aie négligé de tenir compte des observations des bons auteurs qu'il m'a été permis de consulter, et de les commenter avec les miennes.

Ce fléau qui naguère encore a presque décimé nos populations à diverses reprises, principalement en 1853, 1854 et 1855, où il parcourut épidémiquement toute l'Europe, semble à présent, il est vrai, vouloir nous donner un peu de relâche; néanmoins, s'il ne sévit pas cette année d'une manière épidémique, il n'est malheureusement pas sans se montrer d'un côté ou de l'autre.

Ainsi les journaux enregistrent à peu près journellement des cas avérés de choléra asiatique même assez nombreux dans un grand nombre de localités; en Angleterre, en Allemagne, en Orient, dans le golfe Persique, en Amérique, en France, etc. Dans le cours de l'été de 1856, un cas funeste a eu

lieu à Paris, à l'Académie impériale de médecine, dont le concierge, jeune homme d'environ trente ans, fut atteint de cette affection
et succomba en trois jours, quoique l'hôpital
de la Charité dont les bâtiments sont con-
tigus à celui qu'elle occupe n'en contînt pas
alors un seul, et qu'on n'y en ait pas observé
depuis cette époque.

La constatation de ces faits ne prouve-t-
elle pas la continuation de l'existence de
l'élément cholérique dans nos contrées, où
je le regarde depuis longtemps comme naturalisé; ne prouve-t-elle pas aussi que nous
devons nous attendre tôt ou tard à de nouvelles et graves épidémies?

Cette affreuse maladie est donc toujours à
nos portes pour ainsi dire, et son invasion
est continuellement à craindre; aussi est-il
tellement important de s'en occuper encore
et toujours, qu'à mon avis le médecin com-
pétent qui le négligerait commettrait une
mauvaise action.

De plus, nous convenons tous que nous

sommes loin de la bien connaître, et surtout dans ses causes positives; c'est à mes yeux une raison péremptoire, pour quiconque possède quelque expérience sur la matière, de l'étudier sans cesse, et de communiquer au monde savant le résultat de ses études.

Tels sont les principaux motifs qui m'ont guidé en écrivant cet ouvrage, bien au-dessus de mes forces, j'en conviens, mais fruit d'une assez longue expérience, et composé de faits authentiques recueillis, soit au lit des malades avec la conscience la plus scrupuleuse et toute la franchise possible, soit de la bouche des honorables praticiens que je me suis fait un devoir de citer; pour ces derniers, j'ai dû apprécier leurs opinions avec la sérieuse considération qu'elles méritent, émanant d'aussi savants confrères; mais dans cette appréciation, j'ai néanmoins conservé mon libre arbitre, ainsi que doit toujours le faire un médecin honnête et consciencieux.

On dit depuis longtemps avec raison que

du choc des opinions jaillit la vérité. Que
tous ceux auxquels l'expérience et l'observation des faits a permis de se faire une conviction sur le choléra asiatique émettent
librement leur manière de voir, avec bonne
foi et modestie comme je le fais ici ; ce sera
je crois le meilleur moyen d'arriver à connaître cette grave affection.

En attendant que ces études contribuent
aux progrès de la thérapeutique, il en résul-
tera toujours au moins beaucoup d'utilité
pour la science.

Il y a tant à dire encore relativement au
fléau dont je veux traiter ici, fléau d'ailleurs
si loin d'être bien connu, je le répète, que je
ne puis prétendre avoir entièrement réussi ;
car je n'ai pu parler que de ce que j'en sais
jusqu'à présent, et encore dans l'humble li-
mite de mes forces. Cependant je croirais
n'avoir pas travaillé en vain, et ma satisfaction serait extrême, si mes faibles efforts
avaient réussi à exciter l'émulation des nombreux confrères qui me sont supérieurs en

savoir, au point de les déterminer à s'occuper d'un sujet aussi important. Que de
malades devront leur salut aux bons écrits
que ne pourra manquer de faire naître la
louable émulation à laquelle je fais appel
aujourd'hui !

Ceux-là, je ne crains pas de le dire, auront
bien mérité de l'humanité, qui ne resteront
pas sourds à l'appel que je me crois en droit
de leur adresser.

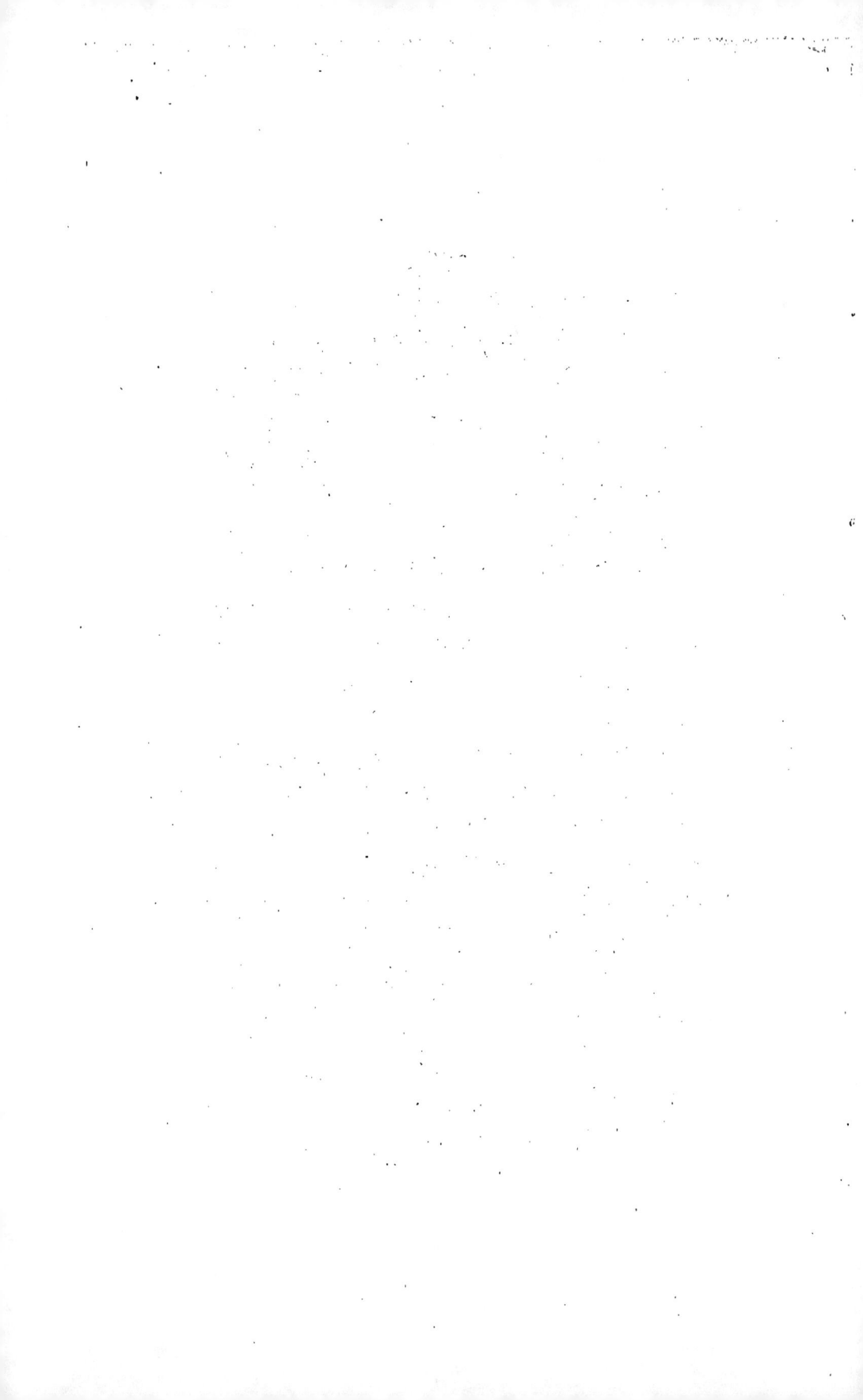

DU

CHOLÉRA ASIATIQUE

OBSERVÉ

EN AMÉRIQUE ET EN EUROPE

CONSIDÉRATIONS PRÉLIMINAIRES.

Avant tout, je dois commencer par dire que ce nom de *choléra asiatique* donné à la maladie qui fait le sujet de cet ouvrage, est loin de présenter une grande exactitude, dans un écrit où j'ai surtout à cœur de décrire avec le plus de clarté possible, autant du moins que mes facultés et nos connaissances encore malheureusement très-restreintes sur la matière me le permettront, une affection dont l'excessive gravité doit continuellement occuper l'esprit des médecins désireux d'accomplir les devoirs que leur impose leur sacerdoce.

En effet, cette maladie si redoutable avait, j'en

suis persuadé, été déjà vue en Europe longtemps
avant qu'elle y revînt d'Asie en 1830, époque à
laquelle on l'observa, dit-on, en Russie d'abord,
pour la première fois.

En Asie, elle ne commença à attirer l'attention
des médecins, d'après les auteurs que j'ai pu consulter, que vers le milieu du dernier siècle (1756).
A ce moment, une effroyable épidémie décima
Calcutta, dont la population s'élevait alors à un
million d'âmes.

Mais la fameuse *peste noire*, qui fit tant de victimes en Europe pendant le quatorzième siècle,
et en France principalement, qu'était-elle autre
chose que le choléra dit *asiatique?* Beaucoup d'auteurs au moins l'ont pensé et l'ont écrit, et moi-
même, après de longues méditations, je ne puis
m'empêcher de le croire. C'est un point sur lequel
je reviendrai plus d'une fois avec détails dans le
cours de mes descriptions.

Au reste, ce genre de choléra diffère si essentiellement de celui qui est endémique dans nos
contrées, et qui, il y a bien des siècles déjà, a été
parfaitement décrit par Hippocrate et tant d'autres
ensuite, il en diffère tant, surtout en raison de
l'immense danger qui constitue son principal ca-

ractère, que j'ai cru devoir lui conserver la dénomination d'*asiatique*, afin de bien établir la distinction qui existe entre les deux affections; cette
distinction est très-nécessaire d'ailleurs, puisque,
non-seulement la terminaison du choléra asiatique
est très-souvent funeste, tandis que le contraire
arrive pour le choléra-morbus endémique en
Europe, mais encore qu'il constitue une maladie
particulière, offrant dans sa marche des singula-
rités véritablement caractéristiques. Ainsi, il ne
revient qu'à des intervalles plus ou moins éloignés; il a même laissé passer des siècles sans
visiter nos climats, et semble tenir à des causes
spéciales encore peu connues, susceptibles d'agir
dans toutes les saisons; les causes du choléra
d'Europe, au contraire, n'agissent ordinairement,
d'après les auteurs, qu'au printemps et principalement en automne. Néanmoins, pour être complétement dans le vrai, nous devons convenir que
l'invasion habituelle du choléra asiatique, surtout
lorsqu'il revêt le type épidémique, a plus ordinairement lieu, comme celle de l'endémique en Europe,
au printemps et à l'automne; mais cela n'est pas
invariable, et on le voit assez fréquemment dé-
buter en été ou en hiver, ou au moins s'étendre

considérablement pendant ces deux saisons, principalement pendant l'hiver, même dans les pays
les plus froids. Plusieurs graves épidémies de la
Russie nous en ont offert des exemples, tandis
qu'il n'en a jamais été ainsi du choléra que je puis
nommer européen.

Quoi qu'il en soit, cette affection, je le répète,
doit, eu égard à sa gravité, être continuellement
étudiée par tous les médecins jaloux de remplir
leurs obligations envers l'humanité; car elle est
devenue aujourd'hui une des plaies du monde; on
pourrait même craindre, en quelque sorte, qu'elle
n'en amenât la destruction, si l'on ne parvenait à
arrêter ou du moins à atténuer ses affreux ravages, trop souvent renouvelés depuis quelques
années surtout. Je l'ai déjà dit plus haut, celui
qui, parce qu'il ne possède qu'une instruction
ordinaire, croirait ne pas devoir s'en occuper, commettrait, selon moi, tout comme le plus
éminent en science, un crime de lèse-huma-
nité !

C'est pourquoi je me suis déterminé à entrer
en lice, malgré mon insuffisance, fort de ma conscience et de plus de vingt-cinq années de pratique
et de recherches, pendant lesquelles j'ai profité de

toutes les occasions possibles pour augmenter la somme de mes connaissances :

1° En Amérique, où j'avais à la Nouvelle-Orléans une nombreuse clientèle, depuis 1832, lorsque le choléra asiatique y fit sa première apparition avec une violence inouïe, jusqu'en 1848, où j'en partis pour revenir en France.

Durant cet espace de seize ans, le fléau se montra dans cette ville chaque printemps et chaque automne, soit épidémiquement, et alors revêtant une immense gravité, soit d'une manière sporadique.

2° En Europe, où, guidé par les motifs les plus désintéressés, par l'amour de la science et de l'humanité, j'ai fait des voyages dans divers pays au moment où ils étaient atteints d'épidémies cholériques; d'abord en 1853, en Allemagne, en Russie et en Hollande, muni de puissantes recommandations qui me permirent d'y recueillir de nombreuses et bonnes observations, principalement à Saint-Pétersbourg, à Moscou; puis à Rotterdam, où je pus suivre le traitement des malades dans les hôpitaux, pratiquer même des autopsies cadavériques, et recueillir d'excellentes notes des principaux médecins de ces contrées, lesquels, à

l'envi, m'aidèrent avec la plus aimable confra-
ternité.

3° En 1854, dans le département de la Haute-
Marne, où j'eus l'honneur d'être envoyé en mission par S. Exc. M. le ministre de l'agriculture et
du commerce pour traiter les malades; ce département était alors ravagé par une horrible épidémie de choléra et de suette, qui en quatre mois,
de juin à septembre, enleva plus de dix mille personnes sur une population totale d'environ deux
cent quarante mille âmes.

4° En 1855, je me rendis en Italie et en Orient
pendant que le fléau y sévissait avec violence. Ce
voyage avait encore pour but l'étude du choléra
asiatique; et ici je dois dire qu'une pressante lettre de recommandation, que voulut bien me remettre M. le ministre des affaires étrangères pour
les ambassadeurs et les consuls français dans les
contrées que j'allais parcourir, facilita puissamment mes études, et me fut du plus grand secours.

Depuis lors, j'ai continué à m'occuper de cette
si grave affection d'une manière très-sérieuse,
cherchant sans cesse les occasions de l'observer et
de me procurer les écrits anciens et modernes où
il en était question, mon intention bien arrêtée

étant désormais d'en faire ma principale étude. Trop heureux si je pouvais, à la fin de ma carrière médicale, me dire, pour consolation suprême, que si mes continuels efforts n'ont pas été couronnés d'un succès complet, ils ont du moins stimulé le zèle de médecins plus savants que moi et contribué à avancer la connaissance de cette maladie funeste. Puissent mes conseils avoir au moins ce résultat, de diminuer l'effrayante mortalité de près de moitié que l'on a observée jusqu'à présent chez les infortunés qui sont atteints de ce fléau !

On ne pourra disconvenir que mon travail ne soit le fruit d'une assez longue expérience ; j'ose me flatter qu'on y reconnaîtra toujours de plus une entière franchise, et que personne n'aura l'idée que j'aie l'intention de faire prévaloir des opinions préconçues ou personnelles, mais seulement celles que les faits et les observations permettent logiquement d'admettre.

Je dirai tout ce que j'ai vu, tout ce qui à cet égard est venu à ma connaissance, soit par la lecture des travaux de mes honorables confrères, soit par les conversations que mes voyages et d'autres circonstances heureuses pour moi m'ont per-

mis d'avoir avec beaucoup d'entre eux. J'espère que personne ne déclinera leur compétence,
car un grand nombre ont acquis une position
scientifique des plus brillantes et se sont fait
des noms justement célèbres en France et à
l'étranger.

On verra que j'ai constamment cherché à pro-
fiter de leurs lumières, à m'inspirer de leurs pensées, tout en conservant mon libre arbitre, et en
les commentant respectueusement selon mes opinions et mes propres observations.

J'ai visité dans mes voyages beaucoup de
ces médecins distingués, avec lesquels j'ai pu
d'autant plus aisément m'entretenir que j'avais
l'avantage d'être particulièrement recommandé
à ceux d'entre eux qui, en qualité de membres associés ou correspondants, font partie de
notre Académie impériale de médecine.

Au moyen de ces excellentes lettres d'introduction, il m'a également été possible de voir les
malades dans les hôpitaux comme je l'ai fait remarquer plus haut, les médecins dont je parle
étant presque tous les chefs des services de cholériques ou liés avec ceux-ci.

Partout où il m'était permis de traiter moi-

même cette affection redoutable, je recueillais
journellement par écrit les importants détails que
me fournissait l'examen continuel des sujets atteints. Je notais avec le plus grand soin les
symptômes et les accidents divers, à chaque
heure pour ainsi dire dans les cas fort graves,
successivement et de façon à pouvoir assez fréquemment me rendre compte d'avance de leurs
résultats, et les combattre en conséquence avec
plus de chances de succès.

Pour cela je n'épargnais pas mes visites, ces
accidents ou symptômes variant avec une telle
rapidité dans une seule journée et même d'heure
en heure, que les remèdes convenables le matin
se trouvaient être nuisibles à midi, etc., etc.

Aussi faisais-je alors jusqu'à six et huit visites
dans les vingt-quatre heures, nuit et jour par
conséquent; et c'est à cela, je le déclare, que je
crois devoir les succès que j'ai obtenus, principalement pendant ma mission dans le département
de la Haute-Marne; comme on peut le voir en
lisant mon rapport adressé en 1854 à M. le ministre et à l'Académie impériale de médecine,
j'obtins plus des deux tiers de guérisons sur cent
cinq individus très-gravement atteints du choléra

asiatique, que je fus appelé à soigner, et je ne
perdis pas un malade sur environ deux cents frappés de cholérine ou de suette plus ou moins sérieuse.

Mon œuvre est donc entièrement le fruit d'une
observation datant aujourd'hui de plus de vingt-
quatre années; pendant tout ce temps, j'ai re-
cueilli les faits avec la plus grande attention, une
impartialité complète et en dehors de toute idée
préconçue, de toute prévention, qualités bien nécessaires en pareil cas.

J'ose espérer que mes lecteurs me rendront
cette justice, et que, tout en faisant la part de ses
imperfections inévitables, ils tiendront compte de
la bonne foi qui la caractérise.

Je diviserai cet ouvrage en quatre parties principales, lesquelles seront suivies de détails généraux et d'observations destinés à faire connaître
la maladie, autant que le permet l'état actuel de
nos connaissances à son égard.

La *première partie* comprendra l'histoire générale du choléra asiatique et de ses causes particulières connues ou présumées, comparé avec le
choléra-morbus endémique en Europe depuis un
temps immémorial, et si bien décrit par le père de

la médecine et beaucoup d'autres après lui ; l'étude des causes vraies, appréciables ou supposées, communes aux deux espèces ou qui les différencient ; enfin de longues considérations et une discussion approfondie au sujet des causes attribuées au choléra d'Asie par les auteurs dont l'opinion a le plus de valeur, etc., etc.

La *deuxième partie* renfermera un compte rendu de la marche du choléra asiatique, d'abord de l'Inde en Europe, plus tard en Amérique et en Afrique.

Nous rappellerons ici que ce fut en 1830 qu'on constata sa première apparition en Europe, à ce qu'assurent un grand nombre d'auteurs ; nous profiterons de cette occasion pour parler de sa grande ressemblance avec la *peste noire* du quatorzième siècle dans la même contrée, ressemblance telle, qu'il est parfaitement permis de croire à la présence du fléau dans nos pays à cette époque éloignée, et nous décrirons les symptômes principaux qui caractérisaient alors la maladie.

La *troisième partie* contiendra le traitement avec tous les développements nécessaires à son importance. Ici, nous décrirons brièvement les divers modes de traiter les malades qui ont jusqu'à ce jour obtenu le plus de vogue; nous chercherons à les apprécier selon leurs mérites et d'après les résultats de l'expérience. C'est ici surtout que je ferai usage et de mon observation propre, et de celle de mes contemporains ; enfin je terminerai par l'exposé détaillé de celui que, dans l'état actuel de nos connaissances sur la matière, j'ai reconnu le plus rationnel et le plus logique, toutes les fois qu'il s'est agi de l'espèce de choléra dont nous nous occupons.

La *quatrième et dernière partie* a trait à la question de la contagion ou de la non-contagion de la maladie. C'est là que j'exposerai dans les plus grands détails les motifs qui m'ont fait adopter la dernière opinion.

Je terminerai mon travail par des réflexions fort importantes basées sur les faits, ayant pour but de démontrer la conservation de l'absorption cutanée et des muqueuses pendant toutes les périodes du choléra asiatique, même pendant celle d'algidité ; à ce moment suprême, l'absorption, principalement celle qui se fait par la peau, devient notre unique ressource lorsque les remèdes, ce qui est ordinaire à cette période, ne peuvent être gardés, qu'on les administre soit par les voies supérieures, soit par l'intestin.

Je combattrai en conséquence l'assertion des médecins qui prétendent qu'alors l'absorption n'existe plus, et en tirent cette conclusion, que si la réaction a lieu elle ne doit être attribuée qu'aux seules forces de la nature, opinion fausse et fort dangereuse, comme j'espère le prouver.

PREMIÈRE PARTIE

Histoire générale du choléra asiatique, comparé avec le choléra endémique décrit par les anciens auteurs, et énumération de ses causes connues ou supposées.

Le nom de choléra dérive des mots grecs χολή (bile) et ῥέω (je coule), qu'on peut traduire en français par *flux de bile*.

L'espèce dite sporadique, endémique dans tous les climats depuis des siècles, mais plus commune dans les lieux chauds et humides, reconnaît pour causes principales, d'après les auteurs, les excès d'aliments et de boissons, et principalement ceux des substances qui chargent beaucoup ou irritent violemment l'estomac ou se digèrent difficilement. Nous citerons en première ligne certaines viandes, celles de porc en particulier, la chair de poisson fumée ou altérée, les moules, les huîtres peu fraîches, les œufs de certains poissons, tels que le brochet, le barbeau; plusieurs végétaux, notamment les oignons, les choux, les champignons, les concombres; les fruits considérés comme laxatifs ou froids à l'estomac, les prunes, les fraises, les pêches, les abricots, les cerises, le melon; l'eau à la glace bue en grande quantité le corps étant en sueur, les glaces ingérées de suite après le repas ou pendant la digestion.

Toutes ces substances, auxquelles on peut joindre les émétiques et les purgatifs, sont susceptibles d'occasionner des accidents cholériques chez les personnes prédisposées, particulièrement pendant les fortes chaleurs, et chez celles qui habitent un climat brûlant.

Les mêmes causes peuvent également contribuer à déterminer l'invasion de l'autre espèce de choléra, celui dit épidémique, que nous nommons *asiatique* parce qu'il fut, dit-on, importé d'Asie en Europe en 1830. Ce dernier forme le principal sujet de mon ouvrage, et n'a été réellement bien observé en Europe et en Amérique qu'en 1832 : il existe en général épidémiquement dans les lieux qu'il ravage, où il éclate d'ordinaire de la manière la plus subite. D'autres causes encore inconnues lui sont propres et lui donnent le caractère spécial qui le distingue du précédent. Tandis que le premier est généralement peu dangereux, le second constitue une des plus graves maladies dont l'humanité puisse être affligée.

Beaucoup de médecins, au nombre desquels se trouvent des noms fameux et méritant à juste titre leur haute réputation, ont cherché à découvrir les véritables causes de cet horrible fléau, qui depuis déjà trop longtemps plonge presque annuellement dans le deuil tant de familles, et paraît malheureusement aujourd'hui définitivement naturalisé dans toutes les parties du monde.

Parmi eux, je citerai en première ligne plusieurs de nos savants professeurs de la Faculté de Paris, et autres praticiens français des plus distingués, tels que MM. Rostan, Andral, Rayer, Grisolle, Malgaigne, Mêlier, Gendrin, Jolly, Jules Guérin, etc., qu'il serait trop long de nommer tous, lesquels placent ces causes soit dans un état particulier de l'atmosphère existant au moment de son apparition dans les lieux où il se montre, soit dans une contagion ou importation, soit dans l'usage de certains aliments solides ou liquides, soit enfin dans une prédisposition spéciale amenée dans telle ou telle localité par l'exi-

stence de certains vents, par un degré plus ou
moins étendu de chaleur et d'humidité, d'absence de propreté ou d'inobservation des règles
de l'hygiène, des excès, des privations, etc., etc.

Les médecins étrangers partagent les idées des
nôtres à l'égard des causes du choléra asiatique,
et je me plais à nommer entre autres le célèbre
Jaëger à Vienne, et de Stosch à Berlin, tous deux
correspondants de l'Académie impériale de médecine de Paris, et le dernier premier médecin du
roi de Prusse.

Pendant mon voyage en 1853, j'eus l'honneur de rendre visite à ces deux savants confrères, auxquels j'étais recommandé, et d'avoir
avec chacun d'eux une conversation relativement
à la maladie.

M. Jaëger me dit qu'à son avis la cause principale se trouvait dans un état particulier de l'atmosphère, sorte de zone électrique agissant de
prime abord sur le système nerveux, d'où les
accidents si subits, et souvent si graves, qu'ils
déterminent parfois une mort immédiate...

M. de Stosch croit comme lui que la cause est
dans l'atmosphère et agit directement sur les
nerfs.

La division que ce dernier professeur établit du système nerveux à cette occasion m'a paru tellement remarquable et ingénieuse que je la reproduis ici, d'autant plus volontiers que j'ai retrouvé une opinion analogue répandue en Russie et en Hollande, et qu'elle m'était inconnue. La voici :

Le respectable médecin prussien divise le système nerveux en trois classes, au lieu de deux admises par notre Bichat : 1° le système nerveux de la vie animale ; 2° celui de la vie organique, et 3° celui qu'il appelle *nerveux végétal*, dénomination dont il est l'auteur, dit-il ; ce dernier système serait formé, suivant lui, *par les ramuscules ou lacis nerveux entourant les artères et les veines.*

Le principe du choléra asiatique, selon M. de Stosch, attaque d'abord cette troisième classe, d'où l'espèce de décomposition du sang ou plutôt la séparation dans cette maladie de ses parties solides, les parties fluides (le sérum) contribuant ensuite aux évacuations alvines, qu'elles augmentent.

Comme on le voit, ce raisonnement est au moins fort ingénieux ; et si la troisième classe supposée par le professeur de Berlin existe en effet, il y aurait quelque chose de plausible.

Je crois, ainsi que les médecins allemands cités plus haut, que la principale cause du choléra indien existe effectivement dans l'atmosphère et agit d'abord sur les nerfs, donnant ainsi à l'affection qui nous occupe son caractère nerveux généralement reconnu par les auteurs ; il serait alors également raisonnable de supposer qu'un état atmosphérique de nature électrique contribue puissamment à la faire naître [1]; mais il doit y avoir encore d'autres causes agissant sur l'organisme d'une manière bien violente pour déterminer les

---

[1] Deux médecins anglais, MM. Thompson et Rainay, ayant analysé l'air atmosphérique à Londres pendant les épidémies cholériques, prétendent qu'alors il contenait moins d'électricité qu'à l'ordinaire.

Je ne sais si des analyses semblables ont été tentées en France ou ailleurs , et en conséquence quels ont pu en être les résultats ; mais, ce que j'affirme, c'est avoir généralement remarqué, dans les épidémies auxquelles j'ai assisté, que le nombre des malades augmentait notablement lorsque l'atmosphère se chargeait d'électricité.

C'est surtout pendant ma mission dans la Haute-Marne, en 1854, que j'ai eu occasion de faire cette remarque à plusieurs reprises.

Au mois d'août, les orages y furent fréquents; eh bien! chaque fois qu'il tonnait, les cas de choléra augmentaient en nombre et en gravité, au point que dès que j'entendais gronder l'orage, j'annonçais avec certitude une recrudescence, au moins momentanée, de l'épidémie.

symptômes et les accidents fréquemment si épouvantables qui la constituent : et ce sont ces causes,
inconnues jusqu'à présent, et qui le seront peut-
être longtemps encore, que nous devons sans
cesse nous efforcer de découvrir !...

Les symptômes généraux du choléra sont des
selles et des vomissements fréquents d'abord, dans
les deux espèces, précédés et accompagnés d'un
malaise inexprimable, de resserrement à la région
précordiale ; faiblesse et lenteur du pouls, puis
prostration du corps de plus en plus marquée,
affaissement surtout marqué dans le choléra indien, où il est accompagné d'un refroidissement
général et souvent de crampes et même de convulsions des membres, d'un amaigrissement très-
rapide, d'une absence plus ou moins complète du
pouls, d'aphonie, etc.

Le malade arrive fréquemment au marasme
complet dans l'espace de deux à trois jours ; les
yeux enfoncés dans les orbites deviennent vitreux
comme ceux d'un cadavre ; le visage présente
également cet aspect cadavéreux auquel on donne
alors le nom de *facies cholérique* pour le caracté-
riser. Le décubitus est dorsal ; il y a perte totale
de connaissance, du moins en apparence ; enfin,

dans les cas très-graves, on observe tous les symptômes d'une mort véritable.

La cyanose commence souvent avant cette époque, mais se développe surtout à ce moment, où elle envahit, outre le tour des yeux et une partie du visage, les extrémités supérieures et inférieures, le dos, les fesses, etc.

La suppression des urines est plus ou moins totale; le corps, glacé, est recouvert d'un liquide froid, poisseux, collant aux doigts; les yeux sont entr'ouverts; toute sensibilité est entièrement éteinte; et si les évacuations continuent par haut et par bas, elles se font de la même manière que s'écoulerait un liquide provenant d'une source inerte et sans ressort.

Lorsqu'au moyen des remèdes qui, dans ces cas, doivent toujours être choisis parmi les plus énergiques, la réaction a lieu, un autre ordre de symptômes se manifeste, absolument opposés aux précédents : ainsi la chaleur revient au corps, le pouls se fait de nouveau sentir et devient vif, de très-lent qu'il était avant sa disparition; des signes de congestions plus ou moins fortes à la tête, à la poitrine ou au ventre, apparaissent avec une dangereuse intensité, amenant fréquemment

un état comateux, compliqué parfois de convulsions; d'autres fois, on observe des accidents in-
diquant de graves inflammations dans les organes
de la poitrine ou de l'abdomen nécessitant l'emploi
des antiphlogistiques et de révulsifs puissants ;
tandis que, pendant la période d'algidité, les toniques et les excitants les plus énergiques étaient
d'absolue nécessité.

Telle est la marche générale du choléra asiatique grave, mais sans complications étrangères à
sa nature. C'est celui que les auteurs ont divisé
en trois périodes : la première dite d'*invasion*,
avec les vomissements et la diarrhée, le pouls
déjà affaibli et plus ou moins lent, ce qui décèle
surtout son caractère nerveux; la deuxième, dé-
signée sous le nom d'*algide*, en raison du froid
glacial qui s'étend graduellement sur la totalité du
corps, tandis que le malade éprouve la sensation
d'une chaleur brûlante à l'intérieur avec soif inextinguible, absence souvent complète du pouls, etc.;
enfin, la troisième, celle de *réaction ;* périodes que
j'ai décrites ci-dessus.

Mais cette affreuse maladie ne les parcourt pas
toujours régulièrement, il s'en faut de beaucoup,
et cette irrégularité dans la marche est une cir-

constance des plus malheureuses; lorsque les périodes sont bien tranchées, chacune d'elles dure
en général deux à trois jours, et, dans ces cas, le
médecin a le temps de les combattre, parfois avec
succès, en enrayant leurs funestes accidents; tandis que dans les cas foudroyants, si communs principalement au début des épidémies, qui tuent en
une journée, ou même seulement quelques heures,
l'infortuné sujet qui en est atteint, ces périodes
se confondent ensemble, ou n'en forment plus
qu'une seule, celle dite *algide*, compliquée de
crampes, avec ou sans convulsions, de hoquet,
d'évacuations continuelles par en haut et par en
bas, etc.; le tout terminé par une mort prompte et
sans réaction préalable, ce qui, pour ainsi dire,
met le médecin dans l'impossibilité de rien entreprendre et le réduit à être le témoin désespéré et
impuissant de la catastrophe !

D'autres fois le mal se complique de lésions qui
appartiennent à des affections étrangères au choléra, lesquelles existaient déjà chez le sujet avant
son invasion, ou bien paraissent concurremment
avec lui.

On comprend qu'alors ces complications, mo-
difiant plus ou moins la maladie principale, né-

cessitent un traitement mixte adapté à chacune
d'elles.

Plusieurs ont été observées, et parmi elles certaines inflammations de divers appareils organiques; mais je ne puis admettre la complication
citée par un praticien français établi à la Louisiane, feu le docteur M[l] Halphen, que j'ai beaucoup connu à la Nouvelle-Orléans, dans un ouvrage qu'il publia [1] sur l'épidémie de choléra
asiatique dont fut atteinte cette ville pendant l'automne de 1832. Cet honorable confrère prétendit
que, cette année-là, la fièvre jaune et le choléra
avaient marché de concert et s'étaient mutuellement compliqués l'un l'autre.

J'exerçais alors aussi la médecine à la Nouvelle-
Orléans, et n'oublierai jamais cette affreuse épidémie, la première qui frappa la Louisiane. Venue
par le Canada, elle fondit sur la ville au mois d'octobre comme un coup de foudre, et exerça pendant
deux mois d'affreux ravages.

J'affirme n'avoir jamais remarqué cette complication, même une seule fois dans ma pratique, et

---

[1] *Mémoire sur le choléra morbus, compliqué d'une épidémie de
fièvre jaune qui a régné simultanément à la Nouvelle-Orléans
en 1832. Paris, 1833, in-8.*

crois même me rappeler parfaitement que le choléra fit cesser la fièvre jaune, qui, au moment de
son invasion, existait effectivement à la Nouvelle-
Orléans depuis quelque temps, et disparut à cette
époque, complétement remplacée par le premier.

Au reste, malgré la différence des deux maladies, dont je parlerai plus loin, la complication de l'une par l'autre ne me paraît pas impossible.

Mais il en est une autre de nature à être fréquente d'après la similitude des causes des deux
affections, comme je vais essayer de le démontrer plus bas, c'est l'union de la suette et du choléra, observée par moi dans le département de la
Haute-Marne en 1854; ce fut même, à mon avis,
cette maladie double, si je puis m'exprimer ainsi,
qui commença la si grave épidémie qui désola
alors ce malheureux département et y nécessita
l'envoi par le gouvernement d'un certain nombre
de médecins, dont je faisais partie.

Cette épidémie fut, au moment de l'invasion,
une simple suette, et tous les malades en guérissaient; mais elle ne tarda guère à se compliquer
d'accidents cholériques, et devint bientôt le véri-

table choléra asiatique, à tel point que vers la fin
de l'épidémie, tous les signes de la suette avaient
disparu et que beaucoup des infortunés malades
périssaient !...

Ainsi qu'on vient de le lire plus haut, les
causes des deux affections furent analogues, de
même que l'évidence de leur nature nerveuse à
toutes deux, démontrée par leurs symptômes, et
principalement par la lenteur du pouls et par
l'oppression précordiale, nommée par M. le docteur Foucart *barre épigastrique.*

Seulement ces causes agissaient avec beaucoup
moins d'intensité lorsqu'il n'y avait que la suette,
ou bien certains sujets y résistaient mieux que
les autres.

On observe encore d'autres complications dans
le choléra, qui, par suite du développement for-
tuit de causes spéciales, peut envahir une contrée
au moment où y règne une épidémie différente ;
mais alors l'affection cholérique ne tarde pas en
général à faire disparaître les autres maladies en
raison de sa gravité et à occuper seule toute la
scène.

Ce fut absolument ce qui eut lieu en 1832, à la
Nouvelle-Orléans, lors de l'épidémie cholérique

dont elle fut alors ravagée pour la première fois aux mois d'octobre et de novembre; épidémie bien décrite par M. Halphen, mais qui succéda à celle de la fièvre jaune et ne la compliqua pas, comme il crut pouvoir le dire.

Enfin les personnes les plus prédisposées au choléra sont celles d'un tempérament nerveux et irritable, d'une constitution bilieuse et sèche, plutôt maigres que grasses, etc., conditions individuelles qui expliquent et prouvent fort bien la nature nerveuse de la maladie.

DEUXIÈME PARTIE

Description sommaire de la marche du choléra indien d'Asie en Europe, puis en Amérique et en Afrique, depuis sa prétendue première apparition, en 1830, en Europe. — Principaux symptômes qui le caractérisaient, et leur analogie avec ceux de la peste noire du quatorzième siècle.

L'espèce de maladie dont il s'agit ici passe pour nous être venue des Indes, où elle est considérée comme endémique; et cependant les auteurs disent qu'on ne l'observa bien dans l'Indoustan qu'en 1756, à Calcutta, où elle exerça de tels ravages sur une population d'un million d'habitants, que, pendant les cinq premiers mois de son invasion, le nombre des victimes fut rarement de moins de deux cents par semaine.

Elle s'étendit ensuite dans toute la péninsule indienne, ravageant successivement les villes, les armées anglaises et indigènes, presque tout le pays enfin, où elle a fini par prendre le caractère endémique, qu'elle a conservé jusqu'à présent.

Ce fut par la Russie que, pour la première fois aussi, dit-on, elle apparut en Europe en 1830, voyageant constamment de l'est à l'ouest.

Astrakan, ville située à quatorze cents kilomètres de Moscou, fut d'abord atteinte au mois de juillet; puis, le 6 août, elle se montrait à Saratoff, situé à neuf cents kilomètres de la même ville, ensuite elle frappait Nijni-Novogorok, à quatre cent quarante kilomètres, et enfin, vers la mi-septembre suivant, Moscou elle-même en était atteinte.

Une effrayante mortalité, augmentée encore par l'épouvante qui s'était emparée des habitants et par leur funeste croyance à la contagion pestilentielle du choléra asiatique, le suivait partout, et répandait parmi ces malheureux la consternation et le désespoir.

Aussi presque tous les individus atteints périssaient-ils, principalement dans les premiers temps.

Enfin, en 1832, après avoir parcouru la Russie, une partie de la Pologne, de l'Angleterre et de la Hollande, il arriva en France et envahit Paris[1], où il occasionna l'épidémie affreuse et si

---

[1] Voyez Bouillaud, *Traité pratique, théorique et statistique du choléra morbus de Paris.* Paris, 1832, in-8. — *Rapport sur la marche et les effets du choléra morbus dans Paris et le départe-*

meurtrière que nous connaissons tous. A peu près en même temps, il traversait l'Océan, s'élançait sur l'Amérique, frappait d'abord le Canada, puis les États-Unis, du nord au sud, et arrivait au mois d'octobre à la Nouvelle-Orléans, où j'exerçais alors la médecine, et où je le vis ainsi pour la première fois dans toute son horreur.

Plus tard, il exerça également ses ravages en Afrique, et notamment en Algérie.

Eh bien, depuis lors, il a constamment continué à se montrer à des intervalles souvent très-rapprochés dans les diverses contrées que je viens d'énumérer, et cela, non-seulement dans les lieux visités déjà par lui, mais aussi dans d'autres localités qu'il avait précédemment épargnées, tellement qu'aujourd'hui nous ne pouvons nous dispenser de croire qu'il soit devenu endémique en Europe, en Amérique et en Afrique, comme dans l'Inde, ou qu'il s'y soit acclimaté de manière à nous faire craindre continuellement son retour dans ces contrées.

C'est ma persuasion intime; puissé-je me tromper!

ment de la Seine, par une Commission nommée par le gouvernement. Paris, 1834, in-4.

Dans tous les cas, comme c'est une très-redoutable maladie, nous devons nous tenir constamment en garde contre elle, et employer tous les moyens possibles, non-seulement pour prévenir son retour, mais, lorsqu'elle arrive, pour la combattre avec la plus grande énergie; cherchons donc, nous ne cesserons de le répéter, à augmenter sans cesse nos connaissances, encore malheureusement si peu avancées pour tout ce qui la concerne.

Mettons-nous tous consciencieusement à l'œuvre pour atteindre ce but, chacun, selon nos facultés et notre position dans la science, sans perdre courage et sans nous rebuter. Si nous n'avons pas le bonheur de réussir, nous aurons au moins l'immense consolation d'avoir accompli notre devoir!

Une chose fort importante, sur laquelle nous ne saurions trop revenir, c'est que partout où a sévi le choléra asiatique depuis son apparition, il a revêtu le même caractère, présenté les mêmes symptômes principaux, et s'est accompagné des mêmes accidents.

Ainsi lisez les ouvrages publiés sur cette affection, vous y verrez qu'habituellement l'invasion en est subite, et commence le plus souvent la nuit ou de grand matin, avec un sentiment d'oppression

ou douleur au centre épigastrique, suivi d'évacuations copieuses par les voies supérieures et inférieures, accompagnées d'affaissement et des autres
symptômes que nous avons décrits sommairement
dans la première partie de ce travail.

Cette invasion est souvent précédée d'une diarrhée pendant plusieurs jours, commune d'ailleurs
chez les personnes habitant les lieux où existe
une épidémie, et ayant reçu depuis plusieurs années la dénomination de *cholérine* donnée, je crois,
par M. le docteur J. Guérin, le premier, et qui
guérit en général aisément par les moyens appropriés.

D'autres fois le sujet paraît jouir d'une santé
non-seulement parfaite, mais supérieure même à
une bonne santé ordinaire; affectant une gaieté
et une sécurité extraordinaire au milieu de l'épidémie la plus grave, la bravant et allant jusqu'à
se rire de toute espèce de précautions, précisé-
ment au moment où il va être atteint par elle [1].

J'en ai vu un cas très-remarquable et bien malheureux à la Nouvelle-Orléans en 1833, chez un
jeune et intéressant médecin de mes amis, le doc-

[1] *Notice sur le choléra morbus en Russie*, 1847, par Markus.

teur Hippolyte Tricou, avec lequel j'avais pris part
la veille à un repas public pendant l'épidémie, et
auquel je reprochais affectueusement de trop écou-
ter son appétit...

L'ayant rencontré le lendemain matin dans la
rue au moment où il descendait de son cabriolet,
et où nous faisions nos visites de malades, il sauta
devant moi avec une joie insolite et me dit en
riant : « Eh! bien, vous me reprochiez hier de
trop manger, et vous le voyez, j'ai parfaitement di-
géré mon dîner ; je me porte à merveille ; croyez-le
bien, mon cher confrère, le choléra vous atteindra
tous avant moi quoique je ne prenne aucune pré-
caution...

«—Vous avez tort, lui répondis-je, vous pour-
riez vous en repentir. »

Dès la nuit suivante, en effet, le malheureux fut
atteint tout à coup de la maladie de la façon la plus
grave, et au bout de dix heures, il avait succombé.

Ce fait si triste me fournit l'occasion de dire ce
que j'avais oublié dans ma première partie, qu'un
régime continuel, sans être trop sévère, mais con-
sistant à faire seulement usage d'aliments de digestion facile, et ne disposant pas au relâchement
ou autre dérangement du ventre, est nécessaire

ou au moins très-prudent pendant toute la durée
d'une épidémie cholérique, chez les bien portants
comme chez les autres.

D'après tous les accidents décrits, on voit, je le
répète, que le choléra asiatique est aujourd'hui
exactement la même affection qu'autrefois, ce
dont il est facile de se convaincre en lisant les
travaux anciens et modernes sur ce sujet, et j'a-
jouterai qu'à mon avis il ne changera *jamais* de
nature.

Quant à sa comparaison avec la peste noire du
quatorzième siècle, les vieux mémoires qui parlent de cette épidémie, dont les ravages portèrent
la terreur et la mort dans toutes les parties de
l'Europe qu'elle atteignit, nous disent qu'elle commença vers l'automne, après un été froid et pluvieux où les récoltes avaient presque totalement
manqué; ces circonstances sont absolument semblables à celles qui habituellement précèdent de
nos jours les graves épidémies cholériques, et que
nous avons particulièrement observées en France
dans l'année 1854, où beaucoup de nos départements et principalement celui de la Haute-Marne
furent bien cruellement frappés.

La peste noire, d'après ce que m'a raconté

en 1853 le docteur Wrolik fils, jeune médecin distingué de Rotterdam, qui l'avait lu dans les chroniques du temps, se caractérisait par des évacuations très-considérables par haut et par bas, du refroidissement, une coloration noire de la peau, etc., etc., et emportait les trois cinquièmes des malades...

Qu'était-ce donc, sinon la maladie qui nous occupe ici?

Qu'était-ce également que l'épidémie dont Germain Vander Heyden, médecin qui florissait à Gand au dix-septième siècle, nous a conservé l'histoire, et qui y sévit en 1643, épidémie à laquelle il donne lui-même le nom de *trousse-galant* dict CHOLÉRA MORBUS, sinon ce même choléra appelé aujourd'hui *asiatique*, fort mal à propos, comme le dit M. le docteur Bonnet de Bordeaux, dont j'aurai occasion de parler plus loin à propos de la question de la contagion.

Voici le cas tiré de Vander Heyden, et qu'a rapporté M. Bonnet à l'appui de sa manière de voir.

« Appelé chez un patient seulement cinq heures après l'attaque de cette félone maladie, je le trouvai accablé de tout ce qui pouvait servir de pronostication funeste, savoir : sans aucun pouls et parole, n'étant ses évacuations qu'une liqueur semblable au clair laict, qui dénotaient la destruction de nature *yestre;* avec ce furent les yeux si enfoncés, qu'à grand'peine on les voyait, et les bras et les jambes si retirés de la convulsion, et si *coyes*, qu'on n'y remarquait point de mouvement, et si froid d'une moiteur lui demeurée de sa sueur froide et visqueuse, qu'à le voir et toucher, on l'eût jugé plutôt mort que vif, et ce nonobstant par le moyen de laudanum de Théophraste, il revint, par la grâce de Dieu, à sa santé entière[1]. »

Personne alors ne songea à avoir fait venir d'Asie ce choléra, pas plus qu'auparavant la peste noire !

Les auteurs modernes nous disent que les premières invasions du choléra asiatique ont été observées généralement à l'automne, après des étés pluvieux, pendant des années où les fruits étaient de mauvaise qualité; pareille chose a été notée soit dans l'Inde, berceau de la maladie, soit, plus tard, en Europe, en Amérique et en Afrique.

---

[1] G. Vander Heyden, *Discours et advis sur les flux du ventre douloureux, sur le trousse-galant dict choléra morbus.* Gand, 1643, in-8.

Parmi ceux que je pourrais citer, je mention-
nerai le *Traité du choléra*, par M. le docteur Prost,
publié en 1832; celui du médecin russe Markus,
publié à Saint-Pétersbourg en 1847; celui du docteur Halphen, de la Nouvelle-Orléans, publié à
Paris en 1833, et mes propres observations.

La ressemblance des deux affections dont il
s'agit, au double point de vue symptomatologique
et étiologique, ne prouve-t-elle pas leur identité?
Telle est du moins ma profonde conviction.

Encore une remarque fort importante faite par
tous les médecins qui ont écrit sur le choléra,
c'est qu'il sévit presque exclusivement sur les
classes infimes de la société, dans lesquelles se
trouvent les individus forcément mal nourris en
général, mal logés, plus particulièrement adonnés
aux excès et ne suivant guère les lois de l'hygiène;
quant aux malades des classes élevées et riches,
il ne s'attaque guère qu'aux sujets placés dans
des conditions analogues, ou prédisposés par une
constitution maladive antécédente.

L'expérience a prouvé constamment la justesse
de ces observations.

On a également comparé, dans ces derniers
temps surtout, le choléra dit asiatique avec les

4

fièvres dites pernicieuses. Un médecin de Condé
(département du Nord), M. le docteur Bourgogne,
a adressé sur ce sujet à l'Académie des sciences,
le 20 août 1855, un mémoire intitulé : « *De l'I-
dentité du choléra asiatique avec les fièvres palu-
déennes pernicieuses.* »

Or, je vais démontrer, j'espère, assez aisément
qu'elles diffèrent essentiellement l'une de l'autre.

A la vérité, plusieurs causes leur sont communes : ainsi le voisinage des marais, des ri-
vières, etc., l'époque des équinoxes, la mauvaise
nourriture, les excès, une habitation malsaine et
des lieux humides, prédisposent à la fièvre pernicieuse comme au choléra ; de plus, la première
attaque de préférence les individus affaiblis, ma-
ladifs, d'un tempérament nerveux et lymphati-
que, et est considérée avec raison, selon moi,
comme agissant principalement sur le système
nerveux.

Mais, à côté de ces analogies apparentes, on
trouve des différences bien tranchées, dont je
vais énumérer une partie.

1° Si la fièvre pernicieuse sévit d'ordinaire,
comme le typhus indien, au printemps et en automne, on ne l'observe jamais l'hiver ; tandis que

le dernier, quoique commençant à l'automne, continue souvent sa marche alors, parfois même en augmentant de violence, particulièrement dans les pays les plus froids. Ceci me fut confirmé surtout par les médecins de Moscou pendant mon voyage en Russie en 1853, lorsque, leur demandant des détails relativement à la grave épidémie qui régnait encore à mon arrivée au mois d'août, ils me répondirent qu'elle avait commencé depuis l'automne précédent, mais avait beaucoup augmenté dans le courant de l'hiver; son apogée avait eu lieu au mois de janvier. Une observation semblable a également été faite ailleurs.

2° Le caractère et la marche des deux affections sont aussi bien différents. Le choléra asiatique n'est jamais intermittent comme la fièvre pernicieuse; il se divise en trois périodes distinctes : celle d'invasion, durant laquelle le corps conserve de la chaleur; celle de refroidissement général ou algide, où le pouls disparaît totalement et le corps devient glacé sans que le malade en éprouve la sensation, et enfin celle de réaction.

Dans la fièvre pernicieuse, au contraire, les accès commencent par un sentiment de froid très-différent de celui du choléra. Pendant ce dernier,

les sujets ressentent, quoique glacés à l'extérieur,
une chaleur brûlante à l'intérieur; tandis que le
froid de l'accès pernicieux est tellement ressenti
par ceux qui en sont atteints, qu'ils grelottent, que
leurs dents claquent, etc., et que rien ne peut
les réchauffer jusqu'à ce qu'arrive enfin la période
de sueur.

3° Les selles et les vomissements, la lenteur du
pouls dès l'invasion, sont constants dans le choléra, qu'ils caractérisent même principalement; il
n'en est jamais de même dans les fièvres intermittentes pernicieuses. Dans celles-ci, le pouls ne
disparaît pas non plus pendant l'algidité, et l'on
n'y observe jamais le refroidissement de la langue, non plus que cette sueur glaciale qui recou-
vre la peau, ni enfin ce *facies* caractéristique que
nous avons signalé plus haut, connu sous le nom
de *facies cholérique*.

4° Enfin, et c'est le point capital, le traitement
du choléra n'a pour ainsi dire rien de commun
avec celui des fièvres intermittentes pernicieuses,
pour lesquelles nous avons, dans le sulfate de
quinine, un spécifique en quelque sorte, pourvu
qu'on l'administre à propos. Personne n'ignore
que ce même médicament, de même que le quin-

quina, depuis longtemps essayé dans le traitement du choléra asiatique, échoue trop souvent
comme beaucoup d'autres, tout en y trouvant
son application rationnelle à certains moments
de la maladie.

Si ces considérations sont vraies, et nous
croyons tous les médecins d'accord sur ce point,
où donc trouve-t-on des raisons suffisantes pour
établir l'*identité* du choléra asiatique et les fièvres
pernicieuses, comme le prétend M. Bourgogne?

En cherchant bien, je pourrais encore trouver
d'autres différences entre ces deux affections :
telles, par exemple, que la manière foudroyante
avec laquelle le premier tue parfois de prime
abord et en peu d'heures le malheureux qu'il atteint; sa brusque apparition sous l'influence
d'une disposition atmosphérique inconnue au
moment où on l'attendait le moins; les accidents
épouvantables dont il s'accompagne parfois et
que les fièvres pernicieuses n'ont jamais présentés, etc., etc. ; mais je crois en avoir dit assez
pour convaincre mes lecteurs de leur peu de ressemblance.

TROISIÈME PARTIE

TRAITEMENT DU CHOLÉRA.

Voici sans contredit la plus importante partie de cet ouvrage, puisque du traitement dépend la chance de salut des cholériques. Il est donc fort essentiel d'en parler avec les plus grands détails; ainsi ferai-je en énumérant toutes les méthodes employées venues à ma connaissance, celles du moins qui m'ont paru mériter d'être connues, les commentant, et m'efforçant de les éclairer par l'expérience et le raisonnement.

Ce ne fut qu'en 1756, comme je l'ai dit précédemment, qu'apparut dans l'Inde pour la première fois, d'après les auteurs, la maladie qui nous occupe : à Calcutta d'abord, où les médecins anglais firent principalement usage de l'opium et des excitants les plus énergiques, à des doses très-élevées; traitement qu'ils étendirent ensuite

dans tous les points de la péninsule indienne soumis à leur domination, et qu'ils s'accordent, dans
leurs écrits, à déclarer avoir le mieux réussi en
général [1].

Eh bien, cette médication s'est conservée jusqu'à présent; l'opium et ses préparations, les
excitants intérieurs et extérieurs, sont encore
considérés comme les meilleurs remèdes, mais
seulement pendant l'affaissement et la période
algide, où le sujet est dans un état de prostration
complète, sans pouls, et ressemblant parfois à un
véritable cadavre.

Au moment de l'invasion, au contraire, lorsque la chaleur du corps existe encore, que le
pouls est encore perceptible, et principalement

---

[1] J'ai lu quelque part qu'en 1826, époque où fut constatée
à Manille la première apparition du choléra, les ravages qu'il
causa furent tels, que presque tous les individus atteints au
commencement de l'épidémie mouraient comme foudroyés ; les
habitants furent saisis d'une telle terreur, qu'ils se croyaient
empoisonnés, et se portèrent à des actes atroces surtout envers
les étrangers, et principalement contre les médecins, qu'ils ac-
cusaient d'être la cause de ce désastre. A cette époque, les préparations d'opium intérieurement et extérieurement, auxquelles
on joignait les applications répétées de sinapismes et d'autres
topiques rubéfiants ou vésicants, des frictions très-irritantes
continuellement renouvelées jusqu'à complet rétablissement de
la chaleur, donnèrent les résultats les plus satisfaisants.

dans la période de réaction, où je dois dire avoir
vu quelques praticiens continuer fort mal à propos l'usage de toniques, on doit bien se garder
d'employer ces moyens thérapeutiques; en effet,
tous les symptômes sont ou deviennent alors inflammatoires, ou semblent du moins indiquer un
excès de force qui rend en général dangereux les
excitants de tous genres, surtout pendant la réaction. L'observation des faits prouve que c'est à
cette période de la maladie que surviennent les
congestions cérébrales et thoraciques, qui tuent
si fréquemment les malades.

Ce sont donc les antiphlogistiques, les adoucis-
sants, les calmants, les bains et même souvent
des émissions sanguines générales ou locales, qui
conviennent dans cette phase de la maladie; mais
les puissants révulsifs, et principalement les sinapismes et les vésicatoires, doivent aussi quelquefois être alors continués, ainsi que les frictions.

L'usage des moyens que nous venons de mentionner constitue généralement le traitement rationnel; mais beaucoup d'autres ont été préconisés,
non-seulement par des médecins, mais, il faut bien
le dire, par une foule de gens complétement igno-
rants des moindres notions de l'art de guérir;

combien n'en avons-nous pas vus se permettre de conseiller les médications les plus étranges, avec une assurance des plus ridicules et vraiment risible si elle n'était plutôt déplorable, en raison des dangers qu'elle peut faire courir aux patients, lorsqu'il s'agit des maladies les plus graves, du choléra en particulier.

J'avais déjà remarqué en Amérique, lorsque j'y exerçais la médecine, combien de personnes sans aucune instruction médicale conseillaient des remèdes pour combattre la fièvre jaune, maladie dont la gravité, on le sait, égale presque celle du typhus indien; j'avais aussi noté, et ce n'était pas là ce qu'il y avait de moins curieux, la propension des individus, même appartenant aux classes les plus élevées et les plus instruites, à ajouter foi aux recettes de ces guérisseurs, témoin le fameux traitement des mulâtresses des Antilles contre la fièvre jaune, qui n'a aucune vertu, et que j'ai vu louer outre mesure jusque dans des livres de médecine.

En Europe, nous avons fait les mêmes observations qu'en Amérique; ne voyons-nous pas tous les jours des philanthropes proposer des panacées merveilleuses pour la guérison du choléra, panacées auxquelles ils ajoutent une telle confiance qu'ils envoient leurs recettes ou prétendues découvertes directement aux autorités, au ministre de l'agriculture et du commerce par exemple, lequel s'empresse de les diriger sur l'Académie impériale de médecine, où à la vérité, nous en sommes témoins chaque semaine, *bonne justice en est heureusement et promptement faite.*

Je vais énumérer quelques-uns de ces traitements particuliers, mais seulement de ceux conseillés par des médecins, ne voulant pas perdre mon temps, ainsi que celui de mes lecteurs, à détailler les recettes proposées par les personnes étrangères à la médecine.

Le choléra morbus d'Europe, décrit depuis bien des siècles, était traité par Hippocrate au moyen de boissons aqueuses abondantes, et en raison de son fameux axiome : *Vomitus vomitu curatur,* par des vomitifs et par des purgatifs généralement drastiques, l'ellébore en particulier.

Longtemps ce mode de traitement fut suivi par ses successeurs, lesquels y joignirent les amers et les astringents, des acides unis ou non à l'opium, des terres absorbantes, des rubéfiants et vésicants, les caustiques même et le *fer rouge.*

Le chaud, le froid furent également employés
comme nous le voyons dans les écrits d'Arétée,
de Paul d'Égine, d'Alexandre de Tralles, d'Héra-
clite de Tarente, de Sérapius...

Boerhaave, Vanhelmont, Sydenham, s'occupant
des effets plutôt que des causes, de l'irritation,
des esprits vitaux, des souffrances enfin, insistè-
rent principalement sur les calmants, et surtout
sur l'opium, qu'ils ajoutèrent aux évacuants. Alors
on fit usage aussi de préparations mercurielles.

Tissot et quelques autres s'en tinrent particulièrement aux boissons adoucissantes, aux lavements émollients, aux bains tièdes, chauds ou
froids, selon l'indication, cherchant toujours à
calmer en administrant moins de purgatifs qu'on
ne le faisait jusqu'alors, et, quand ils croyaient
devoir faire usage des évacuants, les choisissant
parmi les plus doux. Tissot s'abstenait en général,
et avec raison selon moi, des vomitifs, qui sont
aujourd'hui presque proscrits surtout dans le
choléra asiatique, à l'exception de l'ipécacuanha,
employé encore par certains médecins, particulièrement en Russie, mais que je suis loin d'approuver.

La méthode adoucissante et calmante eut de
nombreux partisans. La saignée, conseillée par

les uns, blâmée par d'autres (Quarin), convenait
parfois lors des complications inflammatoires et
pendant la réaction, et trouve encore aujourd'hui
son indication dans les mêmes circonstances
pour le choléra asiatique, mais assez rarement
cependant, en raison de l'état de faiblesse presque continuelle qui caractérise ce dernier.

Au reste, on le voit, ce mode de traitement
était celui dont on faisait généralement usage
contre le choléra morbus endémique en Europe
que j'ai décrit plus haut; mais combien de modifications importantes ne durent-elles pas y être
apportées lorsqu'arriva dans nos contrées le choléra indien, dont les symptômes et les accidents
bien autrement graves tuaient trop souvent les
malades avec une telle rapidité, qu'il fallait non-
seulement agir au plus tôt avec vigueur, mais
employer les remèdes les plus énergiques en tous
genres?...

Parmi les médicaments anciennement usités, on
commença par imiter les Anglais, qui dans l'Inde
avaient conservé pour traiter le choléra une méthode analogue à celle dirigée contre le choléra endémique d'Europe; ils continuaient l'usage des préparations d'opium, et substituaient seulement aux

autres évacuants employés auparavant les purgatifs mercuriels de préférence[1].

On y ajouta de forts excitants, comme les al-
cooliques, de violents toniques, des médicaments
spéciaux principalement adressés aux diverses
lésions du système nerveux, si évidentes dans
cette funeste maladie.

Ces moyens particuliers, conseillés par divers
auteurs, furent, outre les puissants révulsifs, les
sinapismes répétés, les vésicatoires, etc.; le sel
marin, mis en usage dans l'Inde au siècle dernier
par le médecin anglais Searle, et administré en
dissolution dans l'eau froide, à la dose d'une cuil-
lerée à bouche à la fois. Ce remède a été employé
de nouveau de nos jours à Paris, à l'Hôtel-Dieu,

[1] Encore à présent, certaines préparations mercurielles sont
en honneur chez les médecins anglais, comme base du traitement dans le choléra asiatique. M. le docteur Ayre, de Hull
(Angleterre), vient d'envoyer, en juin 1856, à l'Académie des
Sciences de Paris, un opuscule imprimé, destiné au concours
pour le prix du legs Bréant, dans lequel il préconise l'administration du calomel à petites doses fréquemment répétées
pendant toute la durée du collapsus; cet auteur appuie le conseil qu'il donne de se servir de ce moyen thérapeutique, de la
production de documents nombreux par lesquels il démontre les
excellents résultats obtenus par lui en diverses parties de la
Grande-Bretagne, et d'un certain nombre d'observations prises
sur des sujets de différents âges, depuis dix-huit mois jusqu'à
quatre-vingt-dix ans.

par M. le docteur Aran, qui dit en avoir retiré de grands succès; ce praticien y joignait des lavements d'une solution pareille et des bains avec de la moutarde.

D'autres ont conseillé le camphre, seul ou uni au calomel, au sel ammoniacal, au nitrate de potasse, à l'opium, etc.; enfin les éthers, le musc, le castoreum, l'essence de menthe, l'alcali volatil fluor, et surtout le sous-nitrate de bismuth, furent tour à tour vantés, et ont conservé avec l'opium une place distinguée dans la thérapeutique du choléra asiatique. Disons ici que c'est avec juste raison que l'on a principalement conservé les deux dernières substances, pourvu qu'on les donne aux moments opportuns.

Le bureau médical de Madras prescrivait la saignée, les stimulants et les antispasmodiques.

La saignée fut recommandée par les uns, proscrite par les autres; aujourd'hui M. Gendrin l'emploie, dans sa pratique à Paris, fréquemment répétée, et en ayant soin de ne tirer qu'une très-petite quantité de sang à la fois. Selon moi, elle ne peut guère convenir que lorsque le pouls est encore perceptible et qu'il existe de la chaleur, ou mieux pendant la réaction.

Quelques praticiens ont hautement proclamé la poudre de James. L'essence de térébenthine en frictions, et même à l'intérieur dans des tisanes ou des potions, a été remise en honneur, dans ces derniers temps, par plusieurs médecins (MM. Bellencontre, Lepetit, etc.).

Les antiphlogistiques ont aussi été recommandés, d'abord en Mésopotamie et aux Indes par deux Français, les docteurs Meunier et Gravier, puis plus tard en France par M. Keraudren [1], alors inspecteur général du service de santé de la marine.

Beaucoup en ont fait usage, tels que M. Martinengo à Tiflis, quelques autres en Syrie, etc., etc. Cette médication convient au moment de l'invasion, avant la période algide et pendant la réaction, et encore faut-il en user avec prudence et modération, comme je l'ai déjà dit.

Parmi les purgatifs, le calomel tient toujours le premier rang, particulièrement chez les Anglais, les Allemands et les Russes.

Passons maintenant à l'examen de certains traitements spéciaux conseillés par quelques médecins modernes :

---

[1] *Mémoire sur le choléra morbus de l'Inde.* Paris, 1831, in-8.

1° Nous trouvons d'abord celui par l'extrait de de noix vomique, préconisé par le docteur Mendt, premier médecin de l'empereur de Russie, comme un des meilleurs ; le traitement tant vanté dans ces derniers temps par l'honorable docteur Abeille, au moyen du sulfate de strychnine, n'est qu'une modification de celui-ci.

2° La glace avalée par petits morceaux pour arrêter les vomissements, moyen dont notre illustre Broussais faisait un grand usage, et que j'emploie toujours. Cet usage de la glace ne peut nuire au malade, mais est loin de réussir constamment.

3° La poudre de Dower, qui fut surtout conseillée dans un travail d'un médecin de Varsovie, M. Kaczkowski, lequel avait cru pouvoir distinguer trois espèces de choléra que je n'admets pas, l'*inflammatoire*, le *rhumatique*, et un troisième dont le nom m'échappe. La poudre de Dower convenait principalement, selon lui, à l'espèce rhumatique.

4° M. Brierre de Boismont, auteur d'un bon ouvrage sur le choléra asiatique, indique un traitement basé sur la succession des phénomènes, et que je trouve rationnel ; il conseille particuliè-

rement certaines préparations opiacées et ammo-
niacales, parmi lesquelles l'alcali volatil fluor et
l'acétate d'ammoniaque (esprit de Mendererus),
pour ramener la chaleur, l'opium agissant alors
comme anti-spasmodique. Il parle aussi d'un
moyen qui m'a réussi quelquefois, entre autres,
dans une circonstance fort intéressante de ma
pratique, que je citerai quand je m'occuperai de
la question de l'absorption et de la non-absorption
par la peau, pendant la période algide.

Lorsque le vomissement et la contraction nerveuse continuent, ce même médecin a fait sou-
lever l'épiderme sur un point déterminé de la
peau par la pommade ammoniacale de Gondret ;
l'épiderme une fois enlevé, M. Brierre de Boismont
a appliqué de l'acétate de morphine sur le derme
mis à nu, il s'en est, dit-il, bien trouvé.

5° Le docteur Lepetit (de Poitiers) recom-
mande l'acide sulfurique dilué, en tisane et en
potion, avec une insistance qui semble prouver
le succès qu'il assure en avoir retiré.

6° M. Comet a publié, il y a quelque temps, un
mode de traitement du choléra analogue à ceux
généralement usités ; mais il indiquait pour la
première période, lorsque le pouls et la chaleur

5

existent encore, et que l'on constate quelquefois
des symptômes d'inflammation intestinale, etc.,
un moyen que je crois utile de citer : c'est de
plonger plusieurs fois par jour, et pendant dix
minutes seulement, le malade dans un bain
chauffé à 30 degrés, et animé d'eau-de-vie camphrée; le malade doit être ensuite couvert d'une
couverture de laine pour l'empêcher de se re-
froidir; pour seconder l'effet de ces moyens,
M. Comet fait imbiber de petites éponges d'huile
de camomille camphrée que l'on maintient sous
les aisselles et à la plante des pieds.

De plus, il prescrit des frictions répétées matin
et soir aux aînes avec 4 grammes d'onguent mer-
curiel double; il conseille de faire boire au cholérique des tisanes émollientes additionnées de
sirop de morphine; enfin aux douleurs d'en-
trailles il oppose une application de sangsues
dont le nombre devait être en rapport avec la
constitution plus ou moins robuste du sujet.

J'avoue que je ne comprends guère la rationa-
lité de cet ordre de moyens; quelques-uns d'entre
eux me semblent bons, d'autres me paraissent
inutiles, sinon nuisibles dans la circonstance où
notre honorable confrère en faisait usage.

C'est encore ici le cas d'employer cette expression dont se servait Broussais en parlant de la plupart des traitements des anciens médecins dans les maladies, *qu'ils jouaient à pair ou non*. Malgré sa trivialité, cette expression est aussi juste que pittoresque.

7° Le quinquina autrefois, le sulfate de quinine aujourd'hui, sont aussi considérés par un grand nombre de praticiens comme un des bons remèdes contre cette grave maladie. Quelques-uns même paraissent en vouloir faire une sorte de panacée, et parmi eux ceux surtout qui, comme le docteur Bourgogne, dont j'ai cité plus haut le travail, l'assimilent mal à propos à la fièvre pernicieuse.

Le sulfate de quinine, de même que la plupart des remèdes énergiques, ont certainement alors et assez souvent une grande valeur; mais son efficacité a été considérablement exagérée.

8° Le docteur E. Cloquet, médecin du shah de Perse, qui, jeune encore et rempli de mérite, a été dans ces derniers temps si malheureusement enlevé à la science, écrivait à son oncle, M. Jules Cloquet, notre célèbre professeur de l'école de

Paris [1], qu'en 1853, époque à laquelle le choléra asiatique ravagea la Perse, et où il enleva à Téhéran de quinze à seize mille âmes sur une population d'environ cent vingt mille, il avait eu à se louer, pour le traitement, de l'huile de naphte à l'intérieur, à la dose de dix à quinze gouttes à la fois dans une petite quantité de liquide.

9° Pendant mon voyage en Turquie au mois d'octobre 1855, j'eus le bonheur de faire la connaissance de M. le docteur Cazalas, médecin principal, l'un des hommes les plus distingués de notre armée d'Orient, alors médecin en chef d'un de nos hôpitaux à Constantinople, celui de l'École, où étaient exclusivement reçus tous les cholériques du corps d'armée qui s'y trouvait.

Ce savant confrère employait, dès l'entrée des malades à l'hôpital, et principalement lorsque l'état algide avait déjà commencé, les bains de vapeur chaude, connus bien avant lui sans doute, mais dont il se servait sur une plus large échelle qu'on ne l'avait fait avant lui.

Pour cela il avait fait édifier dans l'établissement trois salles d'étuves contiguës, qui me paru-

---

[1] *Bulletin de l'Académie impériale de Médecine*, t. XVIII, p. 655, 1190.

rent très-ingénieusement organisées. Dans la première, la vapeur se dégageait avec beaucoup de
chaleur, et dans les deux autres la température
devenait de moins en moins élevée.

Les malades parcouraient successivement ces
trois salles, et M. Cazalas assure qu'il obtenait
généralement ainsi une prompte réaction; il avait
soin du reste de soumettre de nouveau ses cholériques à l'action des bains de vapeur, quand le
mouvement de réaction semblait s'arrêter et que
des inconstances particulières n'en contre-indi-
quaient pas l'emploi.

Je n'en finirais pas si je voulais citer tous les
moyens plus ou moins vantés, surtout par leurs
auteurs, qui figurent dans la thérapeutique du
choléra asiatique. Je me contenterai donc des
précédents, d'autant qu'ils sont généralement
conseillés par des médecins instruits et que
d'ailleurs leur nomenclature est assez longue.

J'ajouterai que presque tous les remèdes que je
viens d'énumérer peuvent trouver utilement leur
emploi dans le traitement de la maladie qui nous
occupe, si l'on en fait usage avec discernement,
selon les cas et suivant les circonstances individuelles, mais qu'on a trop souvent été porté à exa-

gérer leur importance, en leur attribuant un degré de vertu qu'ils sont malheureusement bien
loin de posséder toujours.

Quant à moi, j'ai eu invariablement pour principe jusqu'à présent de pratiquer la médecine des
symptômes; c'est ainsi que je procédais également autrefois en Amérique pour la fièvre jaune,
comme on pourra s'en convaincre par le livre que
j'ai publié sur ce sujet en 1848, et dans lequel
j'ai consigné les succès que j'en retirais.

C'est au reste, je crois, la meilleure méthode
dont on puisse faire usage dans ces effroyables
maladies aiguës qui foudroyent leurs victimes
avec une telle rapidité, qu'elles succombent fréquemment en peu d'heures aux affreux accidents
dont elles s'accompagnent, surtout quand leurs
causes sont peu connues, comme celles du choléra. Ici, d'ailleurs, ma manière de penser est
commune avec celle de beaucoup de praticiens
distingués, parmi lesquels je me plais à nommer
de nouveau M. Brierre de Boismont, que j'ai eu
plusieurs fois occasion de citer avec éloge dans ce
travail.

Comme son nom l'indique, ce traitement con-
siste à combattre les symptômes et les accidents

par les moyens appropriés, au fur et à mesure
qu'ils apparaissent, mais constamment au moment même de leur invasion, s'il est possible, et
cela avec la plus grande énergie en raison de leur
excessive gravité et de la promptitude avec laquelle ils tuent le plus souvent les pauvres malades.

Cette médication est au moins rationnelle, on
en conviendra, en attendant qu'on connaisse la
véritable cause du choléra asiatique ou que quel-
qu'un trouve enfin ce *spécifique* que tant de gens
ont rêvé, et à l'existence duquel je ne puis croire.

Selon moi, le médecin qui fera la médecine des
symptômes ne courra jamais risque de se fourvoyer.

Mais je l'ai déjà dit et ne puis trop le répéter,
il faut pour le traitement dont il s'agit faire au
malade plusieurs visites dans les vingt-quatre
heures (quatre, cinq ou davantage, selon les cas),
afin de se trouver auprès de lui le plus souvent
possible, au moment où il se produit un change-
ment de période ou d'accidents. Ces médications
dans la marche de la maladie nécessitent toujours
une thérapeutique différente, et souvent opposée
à celle employée auparavant.

C'est ici le lieu de citer quelques passages d'un

écrit d'un praticien distingué de Genève, M. T.
Rilliet, médecin en chef de l'hôpital de cette
ville, lequel, à l'occasion de l'épidémie cholérique
qui y sévit pendant les mois de septembre et
d'octobre 1855, l'a publié dans le journal l'*Union
médicale*, numéros des 22, 25 et 29 mars 1856.

On verra que sur plusieurs points importants
j'ai le bonheur de me rencontrer avec cet honorable confrère, quoique malheureusement je sois
resté en dissidence avec lui sur quelques autres.

M. Rilliet pense, et nous sommes sur ce point
complétement du même avis, qu'en raison de la
gravité de cette affection, on ne doit pas craindre
d'en parler après tant d'autres, bien que l'on
n'apporte pas plus que ses devanciers le mot de
la double énigme de la cause et du remède. Il y a
déjà longtemps que j'avais fait cette observation,
sur laquelle j'ai cru devoir insister de nouveau
dans la préface de ce travail. Alors comme aujour-
d'hui, je pensais que le médecin le plus obscur,
pourvu qu'il soit consciencieux, doit apporter sa
pierre à l'édifice commun, et que de la plus humble communication, faite de bonne foi, il est impossible qu'il ne ressorte pas quelque chose d'utile.

La description que M. Rilliet donne du choléra

asiatique, de ses symptômes, de sa marche, est
certainement une des plus exactes et des meilleures que nous connaissions ; à ce mérite d'être
un observateur exact il joint celui de la plus honorable franchise, car il avoue qu'il a perdu dans
son hôpital les trois quarts des sujets qui y sont
entrés atteints du choléra pendant l'épidémie.

Plus loin il mentionne les causes sur lesquelles
il n'ose guère se prononcer ; mais il se résume en
considérant cette maladie comme le résultat d'un
empoisonnement, opinion, dit-il, qui lui a été
suggérée par la ressemblance qui existe entre une
attaque de choléra et les effets produits par la
morsure d'un serpent venimeux.

D'autres ont émis cette opinion avant M. Rilliet ;
mais on peut dire que la chose est encore à
prouver.

Au reste, il paraît croire avec moi que la cause
principale existe dans l'air, et que le choléra n'est
pas contagieux ; il cite même à cette occasion des
faits qui corroborent cette manière de voir.

Où je suis heureux aussi de me rencontrer avec
le médecin de Genève, c'est lorsqu'après avoir
déclaré qu'il faisait à ses malades trois et quatre
visites par jour, il ajoute que *dans son sentiment*

ce n'était pas assez, déclaration précieuse qui
confirme entièrement ce que j'ai dit dans plusieurs de mes écrits sur cette affection. Qu'il me
soit permis de répéter encore, sans être accusé de
redites inutiles et fastidieuses, qu'il faut faire aux
cholériques quatre à cinq visites dans les vingt-
quatre heures, et même davantage selon les cas,
pour les traiter efficacement, surtout par la médecine des symptômes, afin d'être auprès d'eux
le plus souvent possible, au moment où un chan-
gement d'accidents ou de période a lieu, et néces-
site par conséquent une thérapeutique différente,
opposée même souvent à celle employée auparavant[1].

Enfin le traitement conseillé par M. Rilliet,
analogue sous plusieurs rapports à celui de tous
les médecins en général, en diffère sous d'autres
tellement, que je crois devoir en donner l'analyse
sommaire.

A l'imitation de beaucoup de praticiens, lors-

---

[1] Dans un rapport que j'eus l'honneur de lire à l'Académie
impériale de Médecine, à l'occasion de l'épidémie du choléra du
département de la Haute-Marne en 1854 (*Bulletin de l'Académie
de Médecine*, t. XIX, p. 1099), où je fus envoyé en mission, je
fais voir que je ne dus le succès qui me permit de sauver les
deux tiers de mes cholériques qu'à la fréquence de mes visites.

qu'il est appelé auprès d'un cholérique déjà par-
venu à la période algide, il lui fait prendre un
grand bain chaud qu'il fait additionner de cinq
cents grammes à un kilogramme de moutarde 'en
poudre; il y maintient le sujet pendant une heure
en le faisant masser ou frictionner avec une brosse
un peu rude.

Il obtient ainsi, au moins momentanément, un
commencement de réaction, surtout en y joi-
gnant l'administration par cuillerées des alcooli-
ques, et principalement du rhum pur, qu'il continue après le bain; n'oublions pas de dire que, au
sortir du bain, il emmaillotte son malade dans
une couverture de laine, pour provoquer le retour
de la chaleur.

Si la réaction se maintient, il passe aux émollients, etc. Dans le cas contraire, les stimulants
sont continués, et parmi eux il se loue beaucoup
de la potion suivante :

฿) Éther phosphoré	de 1 à 3 grammes.
Sulfate de strychnine	2 centigrammes.
Eau camphrée	150 grammes.
Sirop de polygala	30 grammes.
Par cuillerées.	

M. Rilliet insiste sur l'abstinence des boissons,
malgré la soif inextinguible dont se plaignent en

général les malades. Il conseille de chercher à
tromper la soif par la glace en morceaux, pré-
cepte que j'approuve; mais je ne puis en même
temps m'empêcher de blâmer l'excès des stimulants, qu'il me paraît conseiller en trop grande
quantité à toutes les époques de la maladie. Je
m'étonne principalement du silence qu'il garde à
l'endroit des frictions si utilement employées par
tous les médecins, des rubéfiants sur la peau et des
vésicatoires, tous moyens auxquels nous devons
parfois des succès inespérés. Nous nous trom-
pons ; il n'oublie pas complétement les rubéfiants,
car il conseille le bain entier sinapisé; mais voilà
tout !

C'est par la bouche que M. Rilliet administre
généralement ses remèdes, dont la saveur est
constamment repoussante et d'une amertume in-
supportable, dans une affection dont le symp-
tôme habituel est le vomissement continuel, et
où les malades, dans la plupart des cas, ne peuvent rien avaler; c'est avec regret que nous l'a-
vons vu négliger le puissant auxiliaire que nous
fournit la peau, sur laquelle il n'applique que des
ventouses...

Aussi, quelle que soit d'ailleurs l'efficacité des

SUR LE CHOLÉRA ASIATIQUE.

médicaments qu'il prescrit, l'immense majorité ne pouvant pas être ingérée pendant que durent les vomissements et ne pouvant être conservée pendant la diarrhée, il en résulte qu'ils ne doivent à peu près rien produire.

Ne serait-ce pas à cette circonstance que M. le docteur Rilliet a dû les nombreux insuccès qu'il avoue dans son hôpital lors de l'épidémie de Genève, où il déclare avoir perdu les deux tiers de ses malades?...

Cependant il termine son remarquable travail en annonçant qu'il emploierait le même traitement s'il avait une nouvelle épidémie de choléra à combattre. On comprend facilement par ce que je viens de dire qu'il est impossible de partager l'avis de cet honorable praticien; et s'il m'était permis de donner un conseil à un médecin aussi savant et aussi distingué, je l'engagerais, m'appuyant sur l'expérience et sur l'avis d'auteurs recommandables, à s'occuper beaucoup plus d'administrer les remèdes énergiques par la peau; elle remplace bien avantageusement les muqueuses quand l'ingestion des médicaments est impossible par la bouche, ainsi qu'on le voit trop souvent dans le choléra.

Il est d'autant plus avantageux d'employer les
remèdes énergiques et surtout très-excitants par
la méthode endermique, qu'appliqués directement
sur les muqueuses, ils peuvent les enflammer; à
tout le moins, ils peuvent produire une excita-
tion telle, qu'en raison de la disposition de ces
membranes à ne rien tolérer, ils sont immédiatement rejetés au dehors; dans les cas de ce genre,
leur effet n'est pas seulement nul, il est encore
nuisible, à cause des secousses qu'ils provoquent
et de la fatigue que déterminent les efforts des
vomissements.

Au nombre des remèdes énumérés dans cet
ouvrage pour le traitement de la grave maladie qui
en fait le sujet, je ne dois pas oublier de parler
du *perchlorure de fer sublimé*, lequel a été préconisé principalement en 1854 par un honorable
praticien de Montmorency, M. le docteur Juan
Vicente, qui alors cita plusieurs faits intéressants
de sa pratique, dans lesquels il en fit usage avec
succès, soit par la bouche, soit en lavements,
pour arrêter les évacuations.

Il l'administrait, à la dose d'un gramme dis-
sous dans deux cents grammes d'eau distillée,
pendant les vomissements et les selles; mais,

autant que possible, avant que les pertes subies par les deux voies eussent déjà épuisé les malades.

Ce moyen est certainement rationnel dans la circonstance dont nous parlons, cette préparation ferrugineuse constituant un astringent énergique.

Cependant on conçoit que, pour qu'il agisse, il est absolument nécessaire qu'il soit conservé, ce qui est très-difficile à obtenir pendant les évacuations cholériques ; or, là encore ne conviendrait-il pas de l'employer aussi par la méthode endermique ?

Il existe enfin un moyen de traitement du choléra asiatique qui serait, je crois, susceptible de rendre de grands services, s'il était employé avec discernement, ce serait l'électricité. Jusqu'à présent, je ne sache pas qu'on en ait fait usage d'une manière suivie.

QUATRIÈME PARTIE

Le choléra asiatique est-il ou non contagieux ?

Il est inutile de chercher à démontrer toute l'importance de la question qui va faire le sujet de ce chapitre. Si nous pouvions parvenir à prouver d'une manière irrécusable la non-contagion du choléra asiatique, opinion qui est la mienne et que je crois être celle de la majorité des médecins, nous rendrions un service immense à la science et à l'humanité ; en effet, comme je l'ai écrit ailleurs et comme nous le savons tous, la terreur qu'inspire aux populations cette funeste croyance à la contagion est une des principales causes, pour ne pas dire la principale, de la propagation et de l'extension des épidémies cholériques dans les lieux où apparaît la maladie.

Pendant ma mission dans le département de la Haute-Marne en 1854, j'en ai vu une multitude d'exemples bien frappants.

Dès mon arrivée, à la fin de juin, je fus dirigé successivement par le préfet sur plusieurs villages infectés.

En entrant dans l'un d'eux, je me rendais aussitôt chez le maire, ou, à son défaut, chez le curé, qui s'empressaient de m'accompagner immédiatement aux maisons contenant des malades.

Or, ces maisons m'étaient de loin désignées par des groupes d'hommes rassemblés presque constamment devant leurs portes, et composés d'ordinaire de proches parents des malheureux atteints par l'épidémie, dont l'air morne et épouvanté prouvait la terreur...

Sur-le-champ je les interrogeais, et voici quelle était la substance de leurs réponses :

« Ah! monsieur, me disaient-ils, nous sommes tous perdus, la peste est dans la maison, nous allons tous mourir!...

« — Comment est-il possible, leur répliquais-je, que vous soyez assez bornés pour croire que si c'était la peste (peste est pour le peuple, on le sait, synonyme de contagion), j'entrerais chez vous sans la moindre crainte et irais m'y exposer à une mort presque certaine, moi qui, ne vous

6

connaissant pas, ne peux jusqu'à ce point m'in-
téresser à vous?...

« C'est parce que je suis bien sûr qu'il n'y a
pas de danger que j'y vais; et si vous n'étiez pas
aveuglés par une sotte frayeur, vous ne courriez
pas plus de risque que moi. »

À mon avis, en effet, la frayeur du choléra en est
la seule contagion; et ce fut à cette frayeur, poussée à l'extrême pendant l'épidémie chez les habitants de la Haute-Marne en 1854, qu'on dut principalement, j'en suis persuadé, l'affreuse mortalité dont ils furent victimes (plus de dix mille
ont succombé sur une population totale d'environ
deux cent quarante mille âmes!).

Des discours analogues à ceux que je tenais à
ces bons paysans étaient employés, je l'ai su, par
les autres médecins envoyés aussi en mission
cette année dans la Haute-Marne et les autres
départements infectés de l'Empire; ils produisirent
en général sur eux un tel effet, que, cessant de
s'effrayer, ils furent ensuite les premiers à soigner leurs parents et amis, dont auparavant ils se
tenaient éloignés. Dès lors le nombre des sujets
atteints, de même que la mortalité, furent en dimi-
nuant de plus en plus jusqu'au commencement

de septembre, époque à laquelle s'éteignit complétement l'épidémie.

Bien plus, les femmes, qui prouvèrent là encore combien elles valent mieux que nous, ayant toujours continué depuis le commencement à prodiguer leurs soins aux victimes du fléau sans jamais s'en éloigner comme avaient fait les hommes d'abord, furent beaucoup plus épargnées à proportion que ces derniers.

Il en fut de même de nos excellentes sœurs de charité si dévouées et des médecins, dont peu périrent de cette épidémie (je n'en connais qu'un exemple, ce fut au village de Doulevant).

Je pense que les partisans de la contagion du choléra asiatique admettent un virus pour la communiquer, comme pour toutes les contagions.

Or, où existe ici ce virus? Plusieurs nous ont parlé d'animalcules microscopiques qu'ils croient sans doute le constituer. S'il en est ainsi, il paraît que ces invisibles insectes s'épouvantent aussi aisément que nos braves paysans de la Haute-Marne et d'ailleurs, puisqu'il suffit de relever le moral de ceux-ci pour les empêcher de les attaquer en général et les mettre en fuite!...

Dans le nouveau voyage que je fis, en 1855,

en Italie et en Orient pour continuer mes études
sur la maladie qui nous occupe, je me trouvai à Constantinople au commencement d'octobre.

Là, j'eus le bonheur de faire la connaissance de
M. le docteur Cazalas, comme je l'ai dit plus
haut à l'occasion du traitement.

Ce médecin d'un grand mérite, lequel, ainsi
que je l'écris dans mon Rapport sur ce voyage,
lu à l'Académie de médecine dans sa séance du
5 février 1856[1], fait des études spéciales sur le
choléra indien depuis 1849, et l'a bien observé à
Oran en 1851, et en Orient depuis 1854, où il
est venu avec l'armée, M. Cazalas, dis-je, considère comme absurde l'idée de la contagion, et
s'exprime à cet égard à peu près comme je viens
de le faire moi-même.

Voici, entre autres preuves de la non-contagion, ce qu'il dit à ce sujet :

« Depuis le 28 janvier 1855 jusqu'au 1er octobre, l'hôpital de l'École à Constantinople, spécialement affecté au traitement des cholériques, a
reçu tous ceux venant de France, de la Crimée,

---

[1] *Bulletin de l'Académie impériale de Médecine*, t. XXI,
p. 421 et 422.

de Maslak, de la ville et de tous les hôpitaux voi-
sins, au nombre de treize cent quatre-vingt-deux
cas, sur lesquels il y a eu cinq cent quatre-vingt-
huit décès.

« Les cas graves reçoivent les premiers soins
dans des salles particulières, et les légers ainsi
que les graves, au début de la convalescence, sont
disséminés au milieu des autres malades, au nombre de cinq à six cents en moyenne. Eh bien,
non-seulement la maladie ne s'est jamais propa-
gée dans les salles, mais encore aucune des personnes composant le nombreux personnel de l'é-
tablissement n'a offert de symptômes de choléra
ni de cholérine. »

Une autre raison qu'il signale de la non-contagion est tout à fait semblable à celle qui m'en fut
donnée à Berlin en 1853 par M. le professeur de
Stosch, premier médecin du roi de Prusse, dont
j'ai parlé précédemment aussi à l'occasion de
l'étiologie.

Cette raison a déjà été rapportée par moi dans
plusieurs de mes écrits sur le choléra, notamment dans le mémoire, imprimé depuis, que je
lus à l'Académie de médecine dans la séance du
28 février 1854, où j'ai cité les propres expres-

sions de M. de Stosch, formulées par lui de la manière suivante :

« Comment est-il possible, dit-il, qu'il y ait contagion quand on voit des individus tomber malades avec un commencement de *véritable choléra*, guérir au bout de quelques heures par de simples boissons aromatiques et diaphorétiques, comme j'en ai tant d'exemples? »

Et il ajoutait : « Un principe contagieux ne s'éteint jamais de cette manière, et produit toujours, au contraire, des effets plus ou moins étendus et prolongés. »

Voici maintenant de quelle manière s'exprime M. Cazalas : « Le choléra essentiellement épidémique n'est nullement contagieux, parce que sa marche n'a aucun rapport avec celle des maladies contagieuses, *car il se guérit fréquemment en quelques heures par l'usage des boissons stimulantes, tandis qu'un principe contagieux quelconque, loin de s'éteindre ainsi, entraîne constamment à sa suite des effets prolongés.* »

Il est impossible de rencontrer une analogie plus frappante dans les idées de deux médecins également savants, dont chacun ignorait les opinions de l'autre à cet égard, qui ne s'étaient

jamais vus et avaient constamment vécu fort éloignés l'un de l'autre !...

On le sait d'ailleurs, la croyance à la contagion
du choléra asiatique, et même de bien d'autres
maladies réputées contagieuses autrefois, devient
de plus en plus restreinte aujourd'hui parmi les
médecins instruits ; il en est surtout ainsi pour le
choléra chez ceux qui ont observé plusieurs épidémies et ont une longue pratique.

C'est, pour ma part, ce que j'ai remarqué depuis que je m'occupe spécialement de cette affection redoutable, pendant mes voyages comme en
France, ainsi que le prouvent les nombreuses
citations que j'ai faites ailleurs et ici de l'opinion
des confrères interrogés par moi à cet égard en
Allemagne, en Hollande, en Angleterre, et en
Russie principalement. Dans ce dernier pays, dès
1847, M. le docteur Markus, encore à présent
médecin de la cour, et alors président du conseil
de médecine à Saint-Pétersbourg, publiait, par
ordre du ministère de l'intérieur, un ouvrage dans
lequel il proclamait cette non-contagion du fléau,
et étayait son opinion de raisons excellentes et
multipliées.

Après avoir décrit quelques-uns des phéno-

mènes pathologiques présentés par les maladies
plus ou moins justement réputées contagieuses,
telles que la gale, la variole, la syphilis, la
peste, etc., il fait voir que rien de semblable
n'existe dans le choléra asiatique, et termine en
disant :

« Nous ne pouvons supposer de principe contagieux dans le choléra, en considérant et le prompt
début de la maladie chez les individus après une
cause accidentelle (un refroidissement, une indi-
gestion, etc.), et le rétablissement aussi rapide
qu'étonnant amené par des moyens incapables
de détruire un principe contagieux aussi violent
qu'on doit le supposer dans une maladie si rapi-
dement mortelle [1]. »

M. Markus ajoute que la plupart des auteurs
anglais qui l'ont observé aux Indes ne lui recon-
naissent aucunement le caractère contagieux,
chose parfaitement exacte.

Son travail fut approuvé par le gouvernement
russe, et lui valut des récompenses.

Parmi les médecins français de nos jours qui

---

[1] Cette opinion du médecin russe, on le voit, offre la plus
grande analogie avec celle des docteurs de Stosch et Cazalas, ci-
dessus cités.

combattent avec une force de logique et un talent remarquables la funeste idée de la contagion du choléra asiatique, nous devons nommer M. le docteur Jolly, un des membres distingués de l'Académie impériale de médecine, lequel, dans plusieurs excellents mémoires imprimés et manuscrits lus à l'Académie en 1849, 1853, 1854 et 1855, a contribué puissamment à démontrer la non-contagion, comme on va le voir.

Dans son premier écrit, intitulé : *Si le choléra est contagieux?* (lu à l'Académie de médecine dans la séance du 22 mai 1849) il dit qu'un sujet atteint de cette maladie, et placé en dehors de la sphère d'activité de l'épidémie cholérique, ne peut la communiquer à un individu sain ; en effet, on n'a pas d'exemple *avéré* du contraire.

Ensuite il ajoute, en l'accompagnant de nombreux exemples, ce fait, constamment observé par beaucoup d'autres médecins dont plusieurs sont cités dans ce livre, par moi-même, et constaté par l'expérience, à savoir que dans les centres de population où le choléra a éclaté avec le plus de violence, on ne l'a jamais vu choisir de préférence ses victimes parmi les personnes immédiatement en rapport avec les malades, tels que les

médecins, les garde-malades, les individus appelés par profession, par devoir ou par affection à
leur donner des soins directs et incessants, et par
conséquent à les toucher de toutes manières, à
respirer leur haleine, à absorber les émanations
de leur corps, etc., etc.

Nulle part, dit-il avec vérité, ces personnes
n'ont été atteintes du fléau dans une proportion
plus élevée que les autres; et j'ajoute de mon
côté qu'il m'a au contraire semblé qu'elles en
étaient plus fréquemment exemptes, ce que
j'attribue à l'absence de toute frayeur de la
maladie chez elles et à leur force morale en général.

C'est aux médecins principalement, je le dis
avec orgueil, qu'on peut appliquer cette dernière
raison; et parmi des milliers d'exemples je citerai
ceux indiqués par M. Jolly, à savoir :

1° Sur deux mille trente-cinq individus que
comptait à Paris, en 1832, le service de santé de
tous les hôpitaux et hospices, quarante-cinq, dont
deux médecins seulement, ont succombé pendant
tout le cours de l'épidémie, c'est-à-dire un décès
sur quarante-cinq; tandis que la moyenne des
décès généraux, rapportée à la population en-

tière de Paris, a été reconnue d'un décès sur qua-
rante-deux habitants.

Dans le chiffre de dix-huit mille quatre cent
deux décès attribués au choléra de 1832[1], on a
compté vingt-trois médecins sur près de dix-sept
cents composant alors le personnel des praticiens
de Paris, proportion également inférieure à la
moyenne des décès ordinaires.

Dans le quartier Saint-Martin, qui à lui seul a
offert quatre mille neuf cent trente-six malades
sur une population de vingt-six mille cent soixante-
neuf habitants, un seul médecin et deux garde-
malades moururent.

Des proportions analogues ont été signalées
dans d'autres contrées de l'Europe et de l'Asie,
où le choléra a sévi avec la même fureur qu'à
Paris.

2° A Saint-Pétersbourg, sur cinquante-huit offi-
ciers de santé attachés à l'hôpital temporaire, un
seul fut victime.

3° A Moscou, sur cent vingt-trois personnes

---

[1] Voyez *Rapport sur la marche et les effets du choléra morbus dans Paris*. Paris, 1834, in-4°. — Villermé, *Du choléra dans
les maisons garnies de Paris en 1832 (Annales d'hygiène publique*, t. XI, p. 385).

chargées du service de santé du grand hôpital de cette ville, deux succombèrent.

4° A l'hôpital de la marine de Cronstadt, sur deux cent cinquante-trois personnes attachées au service des cholériques, quatre seulement furent atteintes.

5° A Calcutta, sur deux cent cinquante médecins appelés à soigner les malades pendant une épidémie, un seul succomba.

Pendant l'épidémie de la Haute-Marne en 1854, où nous étions plus de vingt médecins et élèves envoyés de Paris, joints à tous ceux du département, et où, ai-je dit, périrent plus de dix mille personnes sur une population d'environ deux cent quarante mille âmes, un seul praticien mourut à ma connaissance.

M. Jolly détaille encore dans son écrit bien d'autres preuves de la non-contagion du choléra asiatique ; mais, outre que leurs analogues ont été rapportés en grand nombre dans cet ouvrage, je crois en avoir assez dit pour édifier mes lecteurs.

Les autres mémoires fourmillent également de faits à l'appui de son opinion, qu'il serait trop long d'énumérer.

Un membre non moins distingué de l'Académie, notre excellent confrère M. le docteur Mêlier, du comité consultatif d'hygiène publique de la France, ne croit pas non plus à la contagion de la maladie.

Ce n'est guère qu'en Italie, et en Orient parmi les praticiens indigènes, que j'ai rencontré beaucoup de contagionistes. Il en est de même, assure-t-on, en Espagne ; ce qui me porterait à croire qu'en raison de la chaleur de leur climat, l'exaltation cérébrale de nos honorables confrères méridionaux et orientaux, qui les dispose à adopter des idées extraordinaires et merveilleuses, les porte également à accueillir cette croyance.

Et sur quoi se fondent donc ces confrères pour soutenir la contagion du choléra asiatique ?

Les uns assurent qu'avant l'arrivée dans telle ville, saine d'individus atteints du fléau, ou de marchandises et effets provenant de lieux infectés déjà par lui, on ne l'y avait pas encore observé ; cette affirmation a été très-souvent, comme on le sait, reconnue complétement fausse ; elle a été démentie par l'expérience générale et par des observations plus exactes, desquelles il est plusieurs fois résulté que des cas patents de choléra avaient été observés dans ces mêmes villes bien avant

l'arrivée des individus ou des marchandises provenant des lieux infectés.

Au reste, cette histoire de l'importation est le
grand cheval de bataille des contagionistes, non-
seulement pour le typhus indien, mais pour bien
d'autres maladies réputées par eux contagieuses,
en particulier pour la fièvre jaune. Ceux qui auront le temps de jeter un coup d'œil sur le traité
que j'en publiai, en 1848, à Paris, verront que
les contagionistes s'étayèrent surtout d'histoires
pareilles à l'occasion des épidémies de fièvre
jaune qui désolèrent Cadix en 1819 et Barcelone
en 1821... Ils apprendront également comment
notre regrettable et savant confrère Chervin
prouva dans le temps la fausseté de leur assertion.
Personne n'ignore que, dans le but de démontrer
la non-contagion de la fièvre jaune, Chervin se
transporta alors *à ses frais* sur le théâtre de l'épidémie, où il put vérifier, par de nombreuses at-
testations authentiques de médecins et ecclé-
siastiques éminents, qu'il a reproduites ensuite
dans un remarquable travail [1], et par son observation propre, que des cas avérés de fièvre jaune

---

[1] *Examen critique des prétendues preuves de la contagion de
la fièvre jaune observée en Espagne.* Paris, 1829.

avaient été observés dans ces deux villes bien des
jours avant l'arrivée des navires prétendus impor-
tateurs du mal, comme cela à eu lieu pour le
choléra, ainsi que je l'ai dit plus haut.

D'autres citent des exemples de familles entières
habitant la même maison, dont les membres ont
été successivement atteints du choléra, des quartiers complétement infectés, etc., etc. Mais outre
qu'on comprend que pendant une épidémie, quelle
qu'elle soit, tous ces faits peuvent s'expliquer sans
avoir besoin de recourir à la contagion pour cela,
ils ne peuvent disconvenir qu'à côté de ces maisons dont tous les habitants avaient été malades,
il y en avait d'autres qui n'en comptaient pas un
seul; que tout près des quartiers infectés, d'autres
étaient totalement préservés. Or n'est-il pas naturel d'en conclure que, dans les maisons et dans les
quartiers atteints plus particulièrement par la
maladie, les causes existaient en grand nombre,
tandis qu'elles manquaient dans les autres; et
que, s'il y eût eu contagion, au contraire, la maladie se fût répandue partout sans exception?

Pendant les épouvantables épidémies de choléra asiatique qui éclatèrent à la Nouvelle-Orléans
en 1832 et 1833 principalement, des exemples

analogues fort curieux, et pour moi éminemment concluants, se manifestèrent.

En 1832, à cinq kilomètres de la ville, une habitation appartenant à M. Saint-Amand, située au bord du fleuve, comme elles le sont presque toutes dans ce pays, ayant, outre ses habitants blancs, un personnel de quatre-vingts esclaves nègres, fut frappée par le fléau et perdit plus de la moitié de ses esclaves.

Celle de mon beau-père, M. Bienvenu, placée à côté et possédant cent dix esclaves, n'eut que cinq cas, dont deux mortels.

Une troisième, située après la précédente, appartenant à M. de Laronde, et comptant cent nègres, n'eut pas un seul malade ; enfin, une quatrième, située immédiatement après, appartenant au général Lacoste, perdit les trois quarts de ses esclaves, au nombre de quatre-vingts, tandis que la cinquième à côté, à M. de Villeré, ayant cent nègres, jouit d'une immunité parfaite. Il en fut de même dans plusieurs autres habitations.

Un seul des blancs demeurant dans ces habitations, mais faisant habituellement des excès et très-peureux, mourut de l'épidémie.

Ainsi on voit que la maladie n'avait, là comme

ailleurs, rien de contagieux, puisque non-seulement elle était loin de suivre une marche régu-
lière, sautant, au contraire, d'un endroit à l'autre
en épargnant les lieux intermédiaires, mais qu'elle
n'atteignait en général jamais les maîtres des habitations, vivant au milieu de leurs esclaves malades,
les visitant sans cesse avec et sans nous; sans
aucun doute il faut rapporter cette immunité des
maîtres à ce qu'ils étaient mieux nourris, mieux
logés, qu'ils faisaient généralement moins d'excès, etc., conditions que, avec tous les bons auteurs, j'ai reconnues nécessaires, ainsi qu'une
certaine force morale, pour en préserver les individus.

Celui qui succomba constitua une exception;
et, de plus, on se rappelle que j'ai fait remarquer
qu'il était adonné aux excès et très-épouvanté par
l'épidémie.

On nota la même chose en ville : telle maison
était envahie tandis que sa voisine n'avait pas un
seul malade; quelques autres, comptant à peu
près la même population, voyaient la plupart
de leurs habitants atteints par la maladie, tandis
que des demeures voisines en présentaient à peine
quelques-uns ou même en étaient exemptes.

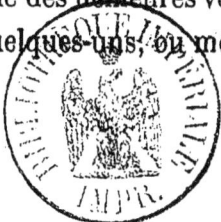

Beaucoup succombaient là, et une assez grande quantité de sujets guérissaient ici.

Une maladie vraiment contagieuse ne se comporte pas de cette manière; elle marche avec régularité, attaquant de proche en proche et successivement les infortunés soumis à son influence, sans laisser de larges intervalles non atteints comme le choléra, et sans épargner, ainsi qu'il le fait ordinairement, certaines classes de la population.

Parmi les rares médecins français qni sont encore aujourd'hui partisans de la contagion, je nommerai M. le professeur Charcellay (de Tours), en raison de son honorabilité et de son savoir médical.

En 1854, cet estimable confrère lisait, à la Société médicale à Tours, un travail où il détaillait des faits démontrant, selon lui, la contagion du choléra asiatique, sa transmission même de l'homme aux animaux, et s'efforçait d'appuyer cette opinion sur plusieurs sortes de preuves.

Dans cet écrit, il racontait qu'ayant fait manger à une poule une pâtée composée de mie de pain mélangée avec des déjections alvines fournies par les cholériques ou trouvées dans leurs

intestins après la mort, aliment qui par paren-
thèse, ajoute-t-il, lui répugnait fort (et je suis
parfaitement de son avis), et ayant soumis des
pigeons au même régime, la poule et un coq man-
gèrent plusieurs fois de ce mélange, mais en
petite quantité, et n'en parurent point incommodés d'abord; ce ne fut que le *quatorzième jour
après l'expérience* que la poule parut triste et
abattue, peu soucieuse de chercher sa nourriture, et enfin tout à fait malade; neuf heures
après, elle était froide, éprouvait des mouvements
convulsifs dans les pattes, les cuisses et les ailes,
rejetant par des efforts de vomissements un liquide
gluant, visqueux et blanchâtre; sa crête était devenue violette, etc., etc. Elle mourut peu après.·
Rien de semblable n'arriva au coq ni aux pigeons,
qui avaient probablement fort peu mangé de cette
pâtée.

Ceci ressemble très-certainement au choléra
indien, je ne puis le nier; mais, comme l'observe
fort bien M. le rédacteur en chef du journal l'*U-
nion médicale*, dans le numéro du 8 avril 1856,
duquel j'ai tiré cette note, est-il étonnant qu'une
poule meure après un pareil régime?... M. le docteur A. Latour, après la relation des observations

de M. Charcellay, fait remarquer avec raison que
des expériences de ce genre ne deviendraient *un
commencement* de preuves qu'après qu'elles au-
raient été faites comparativement, c'est-à-dire
quand on aurait nourri des animaux avec les produits de toute autre maladie incontestablement
non contagieuse, et de mon côté je dirai qu'il me
paraît naturel de croire que l'ingestion de produits semblables provenant de maladies graves,
caractérisées principalement par des déjections
viciées ou en putréfaction, soit susceptible d'occasionner chez les animaux des affections analogues et mortelles, ce qui, à mon avis, ne constitue
pas une contagion, mais une véritable infection.

Le docteur A. Bonnet, médecin distingué de Bordeaux, et naguère encore professeur de patholo-
gie interne à l'École de médecine de la même ville,
a publié aussi dans l'*Union médicale*, dans les numéros 45, 46 et 47 (avril 1856), un bon mémoire
qu'il a intitulé : « *Du Mode de propagation du
choléra morbus*, » dont l'esprit, plusieurs des considérations et les conclusions méritent de trouver
ici leur place.

M. Bonnet établit d'abord la différence qui

existe entre la contagion et l'infection, desquelles
il donne la définition suivante :

« On entend par *contagion* la transmission
d'une maladie par contact médiat ou immédiat,
c'est-à-dire par le contact des malades ou des
objets qui leur ont servi ; par *infection,* la transmission d'une maladie par voie d'absorption pulmonaire, c'est-à-dire par la respiration d'un air
impur, ou, si l'on aime mieux, d'un air vicié par
un principe délétère: »

Il rappelle ensuite avec raison que cette distinction entre la contagion et l'infection est due
au docteur Devèze, qui avait exercé la médecine et traité la fièvre jaune, d'abord à Saint-
Domingue, puis à Philadelphie en 1796, pendant la grave épidémie de ce fléau qui y sévit
alors sur des Français réfugiés de cette île et
dont il était le médecin.

Son *Traité de la fièvre jaune,* surtout comme
pratique, est un des meilleurs qui aient été publiés sur cette affection des Antilles et d'une
grande partie de l'Amérique. J'y ai puisé d'excellentes remarques que j'ai reproduites dans un
autre travail publié après plus de vingt-huit ans
de pratique à la Nouvelle-Orléans, où cette mala-

die est endémique et trop souvent épidémique[1];
j'y adopte la manière de voir de Devèze en général relativement à la maladie, principalement
quant à ses causes et à sa propriété non contagieuse, qu'il a été l'un des premiers à proclamer.
Je suis heureux de lui rendre, comme à Chervin, la
justice qu'ils méritent tous deux d'avoir, plus que
personne, prouvé la vérité de cette non-contagion.

Notre savant confrère de Bordeaux dit aussi
qu'on était généralement d'accord en France que
la transmission du choléra asiatique avait lieu
par le moyen de l'air; ce qui semblait impliquer
l'idée de la non-contagion, lorsqu'en 1849 plusieurs médecins firent revivre les principes et
les idées des contagionistes à son sujet. Ils en
donnèrent des motifs qui ne lui ont paru en rien
concluants, persuadé qu'il était que le choléra se
propage par l'influence épidémique; à cela j'ajouterai, moi, que l'absorption de l'air contenant
le principe du mal, absorption opérée par la respiration, en est la cause principale, pour ne pas dire
unique, ce qui n'a rien de commun, selon M. Bon-

---

[1] *Traité pratique de la fièvre jaune observée à la Nouvelle-
Orléans.* Paris, 1848.

net et selon moi, avec une véritable contagion.

M. Bonnet fait suivre ce raisonnement d'observations et de considérations tendant toutes à
prouver que le choléra n'est pas contagieux.

Je regrette de ne pouvoir le suivre dans ces
développements, en raison de leur importance; et
en conséquence, je renvoie ceux qui seraient curieux de les connaître à son excellent mémoire;
cependant je dois ajouter qu'il démontre avec
vérité les immenses dangers dont est susceptible
la croyance à la contagion pour le commerce et
surtout pour les individus, dangers que je signale
ici moi-même en plusieurs endroits, convaincu que
cette croyance, quant aux individus, doit être considérée comme une espèce de contagion, en raison de la terreur qu'elle leur inspire.

Il est avéré, fait-il remarquer avec la plus
grande justesse, que les lois préventives ne servent à rien contre le choléra; à l'appui de ses
observations, il cite Calais, la Prusse, l'Italie, etc.,
où les cordons sanitaires établis eurent les plus
déplorables résultats, tandis que des endroits ouverts à toutes les provenances des pays atteints
du fléau, par exemple Dieppe en 1832, furent
épargnés, ou du moins ne furent envahis que

longtemps après. Je ne saurais trop insister sur
l'extrême vérité des raisonnements et des observations de M. Bonnet, dont j'ai donné moi-même
plusieurs exemples dans cet ouvrage.

Le savant professeur combat avec la même
force de logique l'idée de l'importation du typhus
indien, et prouve la fausseté de cette opinion
non-seulement par un grand nombre de faits,
mais par une dialectique victorieuse, et selon moi
sans réplique.

Parmi les faits nombreux qu'il rapporte en faveur de la non-contagion, je citerai les suivants,
en raison de leur grande importance, savoir :

1° Celui du docteur Jachnicher à Moscou, qui
s'inocula le sang, et plus tard la matière rejetée
par les vomissements des cholériques ;

2° Celui du docteur Foy en Pologne, qui répéta
les mêmes tentatives d'inoculation et goûta les
matières vomies ;

3° Celui enfin d'un médecin d'Alost (Belgique)
et d'un infirmier, qui se couchèrent l'un après
l'autre dans le lit d'un sujet mort du choléra asiatique à l'hôpital ; et cela impunément et sans en
être le moins du monde incommodés.

Des expériences analogues furent faites autrefois à la Martinique par mon savant confrère et ami M. le docteur Guyon, alors chirurgien-major d'un des régiments français en garnison dans cette île, à présent l'un des inspecteurs généraux du service de santé des armées. M. Guyon se proposait, comme les auteurs que je viens de citer l'ont fait pour le choléra, de démontrer la non-contagion de la fièvre jaune; il alla jusqu'à déguster la matière noire des vomissements, et toujours avec la même immunité, ce qui ne contribua pas peu à convertir les médecins de cette époque, presque tous contagionistes, et aujourd'hui généralement, avec moi, d'une opinion contraire.

De tels hommes sont la gloire de l'art, et méritent tous nos respects et notre admiration.

Rappelons, avant de terminer ce qui est relatif à ce mémoire de M. Bonnet, qu'il avait été lu par l'auteur à la Société de médecine de Bordeaux comme réfutation et en réponse à un travail de M. le docteur Boisseuil, qui voulait établir la contagion du choléra asiatique; j'y reviendrai bientôt, en faisant justice des prétendues causes assignées à cette affection par certains auteurs, telles que la saturation de l'air par des molécules de cuivre, la présence d'animalcules, l'introduc-

tion d'un poison spécial, les corpuscules décrits
par deux médecins anglais, MM. Brettau et Swai-
gnes, les variations brusques de l'atmosphère, le
vent du nord-est, etc., etc.

Il nous paraît cependant utile encore de consi-
gner ici les quatre propositions suivantes, qui
forment les conclusions du travail de M. Bonnet,
et qui sont de tous points conformes à ma manière de voir. Les voici :

1° Le choléra n'est pas susceptible d'être importé par les individus ou les objets contaminés
seuls, c'est-à-dire en dehors de toute sphère
d'activité épidémique ;

2° Il ne se communique pas par le contact médiat ou immédiat ;

3° Il prend presque toujours naissance dans les
lieux mêmes où il se manifeste ;

4° Sa cause une fois produite se répand dans
l'air et ne se propage que par ce moyen.

Ceux de mes confrères qui liront tout ce que
je viens de citer du travail de l'honorable et savant
médecin de Bordeaux, ne trouveront pas mes extraits trop longs, je l'espère, en raison du talent
qui le distingue, de la clarté de ses observations
judicieuses, et des excellents arguments qu'il fait

valoir pour appuyer ses opinions, dont je suis heureux de constater la parfaite concordance avec les miennes.

Les auteurs qui ont établi dans leurs écrits la manière dont se propage le choléra asiatique, disent presque tous que le fléau se dirige habituellement du sud au nord. Il a pu certainement en être ainsi dans un grand nombre de cas ; mais ce n'est point à dire pour cela que cette marche soit invariable, puisqu'en Amérique, par exemple, où il fit sa première apparition en 1832, il se montra d'abord au Canada, pour arriver ensuite par Boston, etc., à la Nouvelle-Orléans ; mais s'il suit, dans ses directions, tantôt une aire de vent, tantôt une autre, il n'est donc pas contagieux : car on ne peut dire que les maladies de cette nature affectent une marche analogue.

Je l'ai déjà déclaré plusieurs fois et ne puis trop le répéter : pour moi, la vraie, la seule contagion de l'affection qui nous occupe, c'est la terreur qu'elle inspire, terreur dont l'action directe et énergique sur le système nerveux n'est plus révoquée en doute par personne et qui est, on le sait, bien autrement grande dans les classes inférieures et peu éclairées de la société que dans les autres. Cette circonstance contribue à expliquer, conjointement avec la mauvaise nourriture, les privations, les négligences hygiéniques, les excès, etc., etc., l'extension infiniment plus marquée de la maladie chez les individus appartenant à cette catégorie.

Deux fois jusqu'aujourd'hui, pendant ma vie médicale, j'ai été atteint d'un commencement du véritable choléra indien, depuis qu'il m'est connu: la première fois, ce fut à la Nouvelle-Orléans en 1832, au moment où y sévissait la terrible épidémie dont elle fut alors atteinte; la seconde fois, c'était en France en 1854, dans le village de Doulevant, département de la Haute-Marne, où je me trouvais en mission pour traiter cette maladie, également pendant une des épidémies dont il est question dans ce livre.

La première fois, je tombai tout à coup malade, un soir que, exténué de fatigue, après une multitude de visites faites toute la journée aux cholériques, à l'apogée de l'épidémie qui ne nous donnait pas un instant de repos depuis près d'un mois, je venais de rentrer chez moi, vers dix heures, inondé par une pluie battante.....

Je ressentis d'abord des nausées, puis de vio-

lentes coliques, bientôt suivies d'abondantes déjections; et une sensation de forte constriction
très-douloureuse dans la région de l'estomac, re-
doublant surtout au moindre contact, et accompagnée d'un inexprimable sentiment de douleurs
générales, etc., etc.

Aussitôt je pris un lavement émollient, me mis
au lit, et envoyai chercher cinquante grosses sangsues qu'on m'appliqua immédiatement sur toute
la région épigastrique; en même temps, je me
faisais pratiquer des frictions incessantes, et me
contentais, pour toute boisson, d'avaler de temps
en temps quelques gorgées de limonade à la glace,
pour tromper la soif ardente qui me dévorait, sans
cependant courir le risque de provoquer des vomissements.

Les sangsues tombées, on fit saigner les piqûres
une partie de la nuit, puis on me couvrit le ventre
d'un vaste cataplasme émollient..... Les nausées et
l'oppression précordiale, de même que les douleurs
générales, diminuèrent tellement que je pus m'en-
dormir pendant quelques heures; je me réveillai
à huit heures du matin le lendemain, n'éprouvant
plus, d'une aussi vive attaque, qu'une grande faiblesse, qui ne m'empêcha pas de recommencer

dans la matinée même mes visites en voiture. Le
devoir devait passer avant tout, car en ce moment,
le nombre des malades et des mourants était véritablement immense, et les messagers chargés de
nous conduire près des sujets en danger ne ces-
saient de se succéder.

Il ne me resta que quelques jours de cholérine,
qui s'éteignit graduellement par les moyens appropriés et un régime convenable.

Lorsque, pour la seconde fois, je fus atteint
du choléra en 1854, ce fut au même moment de
la journée, au fort de l'épidémie de la Haute-
Marne; et c'est après ma visite du soir que j'en
ressentis les premières atteintes.

Je rentrais à la maison du maire de Doulevant,
M. Berthelin, chez lequel je logeais, lorsque tout
à coup aussi j'éprouvai des symptômes analogues
à ceux que je viens de décrire; seulement, j'eus
de plus que la première fois un vomissement assez
copieux......

Il était près d'onze heures; j'envoyai éveiller
une sœur de charité, qui par bonheur logeait
comme moi au château de M. Berthelin, et qui
avait aussi été envoyée dans la contrée pour
l'épidémie.

Elle arriva avec l'empressement que mettent toujours à soigner les malades ces excellentes et respectables femmes, l'honneur et la gloire de leur sexe !

Je la priai de me préparer un vaste sinapisme qu'on m'appliqua sur tout le ventre, dès qu'il fut prêt, et pendant ce temps j'envoyai un domestique au village chercher des sangsues.

Il en rapporta quarante fort grosses ; on leva le sinapisme qui était resté près d'une demi-heure, et avait produit une rubéfaction complète. On lava le ventre avec soin, et on appliqua les sangsues qui prirent fort bien ; j'employais encore ici, comme on voit, une médication très-analogue à celle dont je m'étais servi en 1832 avec tant d'avantage.

Le résultat fut exactement le même, il n'y eut plus de vomissements, mais seulement encore quelques selles, et dès le surlendemain je pus recommencer mes visites dans le village atteint par l'épidémie.

Les deux fois, c'était bien certainement du choléra asiatique à son début qu'il s'agissait ; c'est mon intime conviction, et je fis avorter la maladie par les moyens que j'employai dès l'abord et avec énergie; cet avortement a, du reste, été signalé par beaucoup d'auteurs, et entre autres par mes honorables confrères MM. de Stosch et Cazalas, comme j'ai eu occasion de le dire précédemment.

Là aussi, on doit le remarquer, mon mode de traitement fut cette médecine des symptômes que je conseille, tout en reconnaissant cependant que les sangsues ne sont pas souvent aussi opportunes qu'elles le furent dans ces deux circonstances.

Mais ce que je tiens principalement à démontrer, c'est que, dans ces deux cas, je contribuai par moi-même à prouver de nouveau la non-contagion de l'affection qui nous occupe, et je répéterai encore à cet égard les si justes paroles de MM. de Stosch et Cazalas, *qu'un principe contagieux ne s'éteint jamais aussi promptement, et produit toujours au contraire des effets plus ou moins étendus et prolongés* [1].

Je crois en avoir assez dit ici pour convaincre les médecins d'un sens droit, sans opinions préconçues et non aveuglés par d'anciens préjugés, que la prétendue propriété contagieuse du choléra asiatique est une chimère enfantée par la peur!

[1] Page 54.

Si j'ai le malheur de me tromper dans cette consolante croyance, j'en accuserai mon insuffisance, mais j'en serai d'autant plus désolé, que je suis persuadé qu'en la communiquant aux clients dont nous devons avoir naturellement la confiance, nous éprouverions beaucoup moins de revers; non, nous ne pouvons trop redire partout et à tous que la terreur de cette contagion est une des principales causes de l'extension du mal, et surtout de la plus grande gravité de la maladie chez ses infortunées victimes !

Qu'on me permette de rappeler, à ce sujet, une phrase d'un écrit que je lus à l'Académie impériale de médecine, dans sa séance du 28 février 1854 [1] :

« Qu'on dise que cette affection se communique par infection de même que la fièvre jaune épidémique, que la zône atmosphérique qui l'occasionne atteint successivement dans sa marche les populations des villes qu'elle traverse, je le veux bien : mais il y a loin de là à une communication contagieuse, et l'on connaît aujourd'hui la différence

---

[1] *Bulletin de l'Académie de Médecine*, t. XIX, p. 426, et que je fis imprimer ensuite sous le titre de *Mémoire sur le choléra asiatique.*

8

existant entre la contagion et l'infection comme
causes de la propagation des maladies. » (*Loc. cit.*,
page 10.)

M. le docteur Boisseuil, membre de la Société
de médecine de Bordeaux, et dont j'ai cité le nom
plus haut, lut à cette savante compagnie, dans sa
séance du 21 janvier 1856, un travail où il sou-
tint la doctrine de la contagion du choléra asiatique.

J'ai déjà dit que cet écrit fut, à mon avis, victo-
rieusement combattu par M. le docteur Bonnet,
un de ses collègues les plus distingués, dans un
beau mémoire qu'il publia peu après, et dont j'ai
donné de nombreux extraits.

On y remarque surtout la distinction capitale
établie par lui entre la contagion et l'infection,
distinction bien définie pour la première fois, vers
la fin du dernier siècle, par le docteur Devèze, dans
un excellent livre sur la fièvre jaune d'Amérique,
qu'il avait observée à cette époque, et où il dé-
montra, un des premiers aussi, de la manière la
plus évidente, la non-contagion de cette dernière
maladie.

Notre confrère Bonnet montre clairement que
les faits de prétendue contagion relatés par M. Bois-

seuil appartiennent généralement à l'infection, ce
qui est très-différent, cette dernière étant toujours
due à un foyer situé dans l'atmosphère et agissant
sur les masses, tandis que la contagion a lieu par
le contact.

CONCLUSIONS GÉNÉRALES

Cette dernière partie de mon travail n'en sera
pas, j'espère, la moins importante.

En effet, outre les considérations générales relatives au choléra asiatique que l'on y trouvera,
c'est là que je résumerai tous les développements
que j'ai donnés à l'histoire de cette maladie dans
le cours de mon livre, et les inductions auxquelles
je me suis trouvé conduit.

Ce résumé me permettra d'exposer de la manière la plus claire et la plus succincte mes doctrines au point de vue de la théorie comme de la
pratique; peut-être me trouverai-je forcément conduit à quelques répétitions; on m'excusera, en
raison du but que je me suis proposé, et qui les
rendait nécessaires.

C'est là enfin que je m'étendrai particulière-

ment sur une question du plus haut intérêt, aujourd'hui bien controversée, celle de savoir s'il y
a ou non absorption des remèdes par la peau et
les muqueuses pendant la période algide, absorption dont j'ai, moi, l'intime conviction. Je ferai,
tout au moins, voir à cette occasion, le grand
danger de l'opinion de ceux qui nient l'absorption
à cette période de l'affection, et qui osent même
prétendre que, lorsque la réaction succède à l'algidité, elle n'est due qu'aux seules forces de la
nature !

Si l'on réfléchit aux causes de cette grave maladie, qui ont été décrites tant dans ce travail que
dans les écrits de tous ceux qui se sont occu-
pés d'elle, on reconnaîtra, je pense, qu'il est
impossible de nier qu'elle ne soit plus particulièrement susceptible d'apparaître dans les climats
malsains comme toutes les maladies miasmatiques; ce n'est que consécutivement, lorsqu'elle
s'étend beaucoup dans une contrée, qu'elle envahit
parfois des endroits salubres ou parfaitement situés; les exemples de cette extension à des localités bien exposées, ne sont pas rares; mais ils
peuvent, selon moi, s'expliquer aisément par l'influence à une certaine distance d'une constitution

épidémique imprégnant l'atmosphère de l'essence de ses causes sur une grande surface, et susceptible alors de constituer un foyer d'infection capable d'agir au loin en raison de sa masse [1].

[1] L'opinion que le choléra asiatique sévit et se montre surtout dans les lieux marécageux et malsains, signalés comme plus aptes que d'autres, avec raison, au développement des maladies miasmatiques en général, est celle de presque tous les médecins et la mienne, lorsque d'ailleurs se rencontrent les autres causes de cette affection. Cependant nous avons vu plus haut que l'on cite des exemples d'endroits réunissant toutes les conditions possibles de salubrité, et qui ont été envahis par l'épidémie, ce dont je m'efforce de donner l'explication, car je suis convaincu que le but de ceux qui citent ces exemples est de faire prévaloir l'idée de la contagion ; mais les auteurs qui parlent ainsi prétendent également que, dans certains lieux reconnus insalubres par leur situation, la ville de Lyon, par exemple, le choléra n'a jamais été observé.

Or, à l'égard de cette ville, au moins, j'ai pu reconnaître l'inexactitude de leur observation. J'ai l'avantage d'y connaître M. le docteur Brachet, un des plus savants et des plus anciens médecins de cette grande cité, apprécié par tous nos confrères instruits, auteur d'excellents travaux médicaux, et occupant une position élevée dans notre art.

Je lui écrivis donc à ce sujet il y a quelque temps, et voici ce qu'il me répondit, à la date du 15 mai 1856 :

« . . . . . On croit que Lyon a joui d'une immunité parfaite : il n'en est rien. Voici, à cet égard, ce que je sais, et je puis vous le donner pour certain.

« En 1832, lorsque l'épidémie parut nous franchir, elle ne le fit pas sans nous laisser des traces de son influence. Nous eûmes une quantité de cholérines effroyables, que, dans d'autres temps, j'aurais appelées des choléras sporadiques.

« Au milieu de ces cholérines, j'eus à soigner dans ma clien-

On convient également que les individus faibles, cacochymes, mal nourris, mal logés, adonnés aux excès, s'effrayant outre mesure de l'approche du fléau, toutes causes dont l'action se porte de prime abord sur le système nerveux, y sont infiniment plus prédisposés que les autres.

De plus, comme je le pense avec beaucoup de médecins, et comme j'ai déjà eu souvent occasion de l'écrire, l'électricité atmosphérique est en-

---

tèle un choléra épidémique des plus caractérisés; la cyanose, surtout, était prononcée, comme je ne l'ai jamais vue depuis. Trois ou quatre autres cas, non moins certains, ont existé. C'est peu, je le sais, pour notre population.

« En 1848, le choléra éclata d'une manière singulière. L'hôpital militaire fut seul envahi, et en dix jours de temps, près de quarante cas s'y développèrent, sans qu'il en parût un seul ailleurs. Puis il en vint quelques-uns de plusieurs casernes, qui toutes étaient à des distances considérables de l'hôpital et en étaient séparées par la ville entière.

« L'hospice de la Charité, bien que mitoyen de l'hôpital, ne présenta pas un seul cas. Cependant, dans le voisinage, il y en eut quatre ou cinq. A l'hôpital militaire, le nombre passa quatre-vingts, tant pour ceux qui y éclatèrent spontanément, que pour ceux qui y furent apportés des casernes.

« En 1854, le choléra a régné un peu par toute la ville. Quelques localités, cependant, ont été plus frappées. Il y a eu en tout environ six cents malades. L'hôpital militaire et l'hôpital de la Charité, qui le touche, en furent complétement exempts.

« En 1855, il a reparu, principalement dans le quartier du nord de notre ville. Il a même fait une irruption meurtrière dans l'hospice de la Charité, voisin de l'hôpital militaire, et, dans ce

core une cause déterminante de la maladie, qui
vient joindre son action à celle d'autres qui nous
sont inconnues. Or, cette circonstance fortifie
encore la croyance à sa nature nerveuse, croyance
d'autant plus probable que nous ne pouvons
nous empêcher de convenir que les symptômes
et accidents qui la caractérisent semblent bien
plus appartenir aux lésions du système nerveux

dernier, il n'y a pas eu un seul cas. Quelques communes voisines
ont été furieusement atteintes. . .

« La mortalité a été grande partout ; les deux tiers environ
ont succombé.

. . . .

. . . .

« La contagion a paru mériter quelque confiance, et plusieurs
médecins y croient. Tout ce que j'ai vu m'empêche d'y croire.
Sa marche et sa communication sont à mes yeux une énigme
inexplicable jusqu'à ce jour. »

Ainsi, on le voit, Lyon a été visitée par la maladie indienne,
malgré l'assurance contraire des médecins contagionistes, et
l'un de ses plus savants médecins ne la croit pas contagieuse !...

Ne pourrait-il pas en être de même des autres localités insalubres qu'ils prétendent également en avoir été exemptes et
qu'ils ne nous nomment pas ?

D'ailleurs, nous savons qu'il existe des lieux situés non loin
d'autres infectés pendant une épidémie du choléra, qui jouissent
d'une immunité parfaite, tandis qu'ils sont atteints à leur tour
lorsque survient une nouvelle épidémie.

J'en ai cité des exemples dans ce travail, et c'est même, à mes
yeux, une des particularités de cette affection, qui, selon moi,
démontre le plus péremptoirement sa non-contagion !

qu'à des altérations d'autres systèmes organiques.

C'est ma conviction, je ne cesse de le dire, tout
en admettant, comme on le voit dans mon ouvrage, l'existence assez fréquente d'autres lésions
appartenant à des appareils d'organes différents,
qui viennent la compliquer, mais ne revêtent pas
en général la gravité des lésions du système nerveux.

Cela posé, tous nos efforts doivent donc principalement tendre à agir sur l'état pathologique
de ce système, tellement grave le plus souvent,
que la mort est le résultat trop fréquent de la
souffrance, malgré tout ce que nous pouvons entreprendre pour l'empêcher.

Eh! bien, nous le savons depuis des siècles,
les affections nerveuses sont non-seulement généralement graves de leur nature, mais en même
temps d'une obscurité désespérante; et nous
sommes obligés de convenir encore aujourd'hui
qu'elles forment la pierre d'achoppement de la
médecine.

C'est encore là une des tristes preuves de notre
ignorance sur beaucoup de points, malgré les
progrès d'ailleurs immenses de notre art.

Est-il donc étonnant que nous soyons si souvent embarrassés pour traiter le choléra asiatique?

Néanmoins nous ne devons pas pour cela nous décourager, et nous serions véritablement coupables d'en prendre notre parti; notre devoir est, au contraire, de chercher sans cesse, jusqu'à ce que nous les ayons trouvés, non-seulement l'espèce de lésion nerveuse, cause principale du grand danger de cette maladie funeste, mais aussi les moyens de la combattre avec le plus d'efficacité possible, tout aussi bien que les autres lésions qui peuvent d'ailleurs contribuer à la constituer.

C'est le but que je me suis proposé constamment depuis 1832, époque à laquelle, pour la première fois ai-je dit, je l'observai avec tout le cortége de ses affreux accidents, et vis les effrayants ravages qu'elle occasionna. C'est celui que je veux poursuivre jusqu'à la fin de ma carrière médicale, quelque peu d'espoir de l'atteindre jamais que me laisse mon insuffisance.

Au moins si je n'y réussis pas, il me restera cette consolation d'avoir mis en pratique la maxime qui m'a dirigé pendant toute ma vie :

Fais ce que dois, advienne que pourra, et peut-
être mon exemple engagera-t-il quelques-uns des
nombreux médecins qui me sont supérieurs à
tant de titres, à poursuivre ce but si glorieux;
peut-être aussi la supériorité de leurs lumières
leur permettra-t-elle de l'atteindre : c'est le plus
ardent de mes vœux !

Mais en se rappelant les catastrophes multipliées dont, depuis trop longtemps, est constamment accompagné le passage du choléra asiatique, quel est le praticien honnête homme et
jaloux de remplir ses devoirs, quelque humble
que soit d'ailleurs sa position scientifique, qui ne
cherche à les diminuer en employant tous les
moyens possibles?

Celui qui ne tenterait au moins de le faire,
commettrait, à mon avis, un crime de lèse-hu-
manité !

Bien connaître la maladie ne nous est pas encore malheureusement donné, peut-être même
serons-nous très-longtemps sans y parvenir; mais,
en nous en occupant continuellement, peut-être
aussi finirons-nous par y arriver, et, s'il n'en est
pas ainsi, nous n'aurons pas alors de reproches à
nous adresser.

Le mal connu, nous le combattrions certainement avec beaucoup plus de chances de succès, et sans doute nous n'aurions plus comme aujourd'hui le désespoir de voir succomber plus de la moitié de nos malades!...

Certes, le médecin qui obtiendra ce magnifique résultat, aura rendu un tel service à l'humanité, qu'il méritera qu'on lui érige des statues, et que son nom immortel soit inscrit au premier rang des bienfaiteurs du monde!

Quant à trouver un remède unique, une panacée pour guérir le choléra, je ne puis croire qu'aucun praticien instruit et de bonne foi adopte jamais une idée semblable lorsqu'il connaîtra la maladie.

Le choléra s'accompagne souvent de complications si variées et présente un grand nombre d'accidents si graves et de symptômes si différents, qu'ils indiquent évidemment des lésions organiques diverses, exigeant nécessairement des médications mixtes et fréquemment opposées; c'est là, pour le rappeler en passant, la raison principale qui m'a déterminé à adopter le traitement symptomatique.

Je passe à l'examen de la question de l'absorption ou de la non-absorption des médicaments par la peau et les muqueuses, pendant la période algide surtout, question bien importante, ai-je dit déjà, puisque de sa solution peut dépendre, selon moi, la vie de beaucoup de cholériques; en effet, si alors, comme le prétendent depuis quelque temps plusieurs médecins, il n'y a plus de puissance absorbante par ces parties (ce que je nie), tout remède devient inutile; ce dont, au reste, conviennent eux-mêmes ces médecins; il est vrai qu'ils ajoutent, sans doute pour atténuer ce qu'une déclaration de cette nature aurait de désolant, et sachant comme nous que sans réaction la mort est certaine, ils ajoutent, dis-je, que si celle-ci *doit* avoir lieu, elle se produit par les seules forces de la nature...

Or j'ai déclaré à diverses reprises, ailleurs et ici, *que dans la période algide du véritable choléra asiatique, la réaction est impossible par les seules forces de la nature,* et cette conviction, d'ailleurs partagée par de nombreux et bons auteurs, résulte pour moi d'une longue expérience; je ne l'ai *jamais vue survenir ainsi.*

En conséquence, si l'opinion des médecins qui nient l'absorption, surtout par la peau, durant l'al-

gidité, vient à prévaloir, que ferons-nous, puisqu'à
cette époque de la maladie nous n'avons plus d'ordinaire que cette voie par laquelle les remèdes
puissent être ingérés?

Partant de ce raisonnement, il m'est, je crois,
maintenant permis de poser ce dilemme :

Si la propriété absorbante de la peau et des
muqueuses est totalement abolie pendant la période algide du choléra indien, la terminaison
funeste est certaine.

Si au contraire elle est conservée, il nous reste
la chance de sauver un certain nombre de malades
en administrant les médicaments par cette double
voie, soit au moyen de frictions réitérées, soit autrement, et d'amener ainsi la réaction.

Quel est à présent le praticien consciencieux
qui n'adoptera pas avec moi la dernière partie de
ce dilemme, quand ce ne serait que par humanité?

Mais comme on peut le voir dans tous mes écrits
sur l'affection qui nous occupe, je pense avoir
aujourd'hui assez de preuves de l'existence de
l'absorption, principalement par la peau dans la
période algide, pour être non-seulement persuadé,
mais convaincu qu'elle conserve alors encore une
énergie extraordinaire.

J'ai cité des faits qui le démontrent, je vais en reproduire ici quelques-uns, et je serais très-heureux s'ils apportaient dans l'esprit de mes lecteurs une conviction analogue à la mienne, dans l'intérêt de la science et de l'humanité!

Voici un des plus concluants que je vais rapporter en détail, bien qu'il ait déjà été consigné dans un de mes mémoires précédents. Il remonte à l'année 1833.

Une dame d'environ trente ans, d'un tempérament éminemment nerveux, très-impressionnable, maigre et d'une taille assez élevée, fut prise du choléra asiatique au printemps de 1833, à la Nouvelle-Orléans, où j'exerçais alors la médecine, pendant la seconde épidémie de ce fléau qui y sévissait avec violence; la première épidémie aussi très-grave s'y était abattue l'automne précédent.

Le troisième jour, la maladie était à son apogée: le corps naturellement assez maigre était arrivé au marasme le plus complet; il était froid, recouvert d'une transpiration poisseuse et gluante, froide également, de même que la langue, qui était large et pâle.

Les yeux enfoncés dans les orbites étaient ternes et entr'ouverts; la malade était sans con-

naissance, et on l'eût volontiers crue morte si un
reste de vie n'avait été indiqué par une espèce
de vomissement presque continuel. La bouche
entr'ouverte laissait échapper, de moments en
moments, de petites quantités d'un liquide analogue à de l'eau de riz; en même temps on enten-
dait sortir de l'anus des selles formées d'un liquide
de même nature, avec un bruit pareil à celui
produit par de l'eau mêlée d'air s'écoulant du ro-
binet d'un tonneau presque vide.

La cyanose partant du pourtour des yeux s'é-
tendait à la plus grande partie de la face, et
existait aussi aux jambes, aux avant-bras et au
dos; le pouls était absolument nul depuis le
matin, le *facies* cholérique, la respiration insen-
sible.

Sept confrères et amis se trouvaient avec moi
dans ce moment près de la malade qui m'était
bien chère. Tous prévoyaient une mort prochaine
et je ne pouvais m'empêcher de partager leur
avis...

L'un d'eux, mon regrettable ami le docteur
Fortin, de la Louisiane, enlevé prématurément
depuis à la science, à la Nouvelle-Orléans, resta
seul avec moi auprès d'elle. Ce fut alors, qu'en

désespoir de cause, et ne pouvant plus rien introduire, ni par l'estomac ni par l'intestin de la malade, nous eûmes l'idée d'essayer l'application sur le centre épigastrique d'un vésicant de Gondret (composé, on le sait, d'ammoniaque liquide et d'huile d'olive), grand comme le creux de la main; si nous obtenions la vésication, notre intention était d'enlever aussitôt l'épiderme soulevé et de panser la petite plaie qui en résulterait avec un onguent simple saupoudré d'acétate de morphine.

J'envoyai en conséquence préparer de suite le remède, appliquai à son arrivée le vésicatoire sur le lieu désigné et attendis, sans cesser d'ailleurs de pratiquer moi-même et de faire pratiquer les frictions irritantes et toniques employées depuis le commencement de l'algidité; nous occupions à ces frictions plusieurs négresses qui se renouvelaient dès qu'elles étaient fatiguées.

La malade ne manifestait aucune sensibilité, pas plus, au reste, à ce moment que depuis la veille malgré les moyens les plus énergiques que nous avions mis en usage, y compris les caustiques.

Après cinq à six minutes d'attente seulement, sachant qu'il n'y avait pas un instant à perdre, je regardai l'endroit où était le vésicatoire, et m'aperçus, avec autant de surprise que de bonheur, qu'une phyctène complète s'était produite.

Je me hâtai d'enlever l'épiderme, étendis sur un linge fin de l'onguent basilicum pour mettre sur le derme dénudé, et le saupoudrai auparavant de trois centigrammes d'acétate de morphine, comme nous en étions convenus. On continua toujours les frictions sur la peau du corps et des membres.....

Une demi-heure était à peine écoulée, à compter de l'application de l'onguent morphiné, que des symptômes évidents de narcotisme se manifestèrent !....

Cette espèce de cadavre donna enfin signe de vie par de l'agitation, des mouvements convulsifs, des spasmes des mains, une dilatation des pupilles; les yeux devinrent brillants de ternes qu'ils étaient, etc.....

Il est impossible de nier ici, je crois, l'absorption du remède, qu'on n'aurait certes pas soupçonnée devoir se faire aussi promptement; les phénomènes qui se manifestèrent la démontraient de la manière la plus évidente !...

J'enlevai aussitôt l'onguent saupoudré de morphine, et substituai un autre pansement n'en

9

contenant plus; je laissai néanmoins sur la petite
plaie quelques parcelles de ce sel qui restaient
adhérentes à la peau.....

Par cette seule substitution les signes de narcotisme ne tardèrent pas à cesser, et furent rem-
placés par un tranquille et profond sommeil,
pendant lequel les évacuations par haut et par
bas s'arrêtèrent d'abord; le pouls et la chaleur
revinrent promptement, et enfin s'établit une
franche réaction. Je fis immédiatement suspendre
les frictions et tous les autres moyens thérapeutiques, pour ne pas troubler ce bienfaisant sommeil qui se prolongea près de quinze heures. A son
réveil, le lendemain matin, notre intéressante
malade se trouva dans un état tellement voisin de
la convalescence, que celle-ci eut lieu très-rapi-
dement et sans trouble; peu de jours après il ne
lui restait d'une affection aussi grave qu'une mai-
greur extrême et un sentiment d'excessive faiblesse, lesquels encore ne durèrent également que
fort peu de temps !

Cette dame a joui depuis d'une bonne santé, et
demeure maintenant à Paris [1].

_____

[1] J'avais fait publier cette observation, il y a quelque temps,
dans un journal de médecine, dans le but de prouver la puis-

Pendant ma mission en 1854 dans le département de la Haute-Marne, j'ai traité plusieurs cholériques chez lesquels l'absorption par la peau m'a été démontrée également durant la période algide ; je citerai entre autres le fait d'une jeune dame, nourrice, très-grièvement atteinte, et chez laquelle on observait une suppression totale des urines depuis deux jours ; je fis appliquer un vaste sinapisme sur le ventre, et produisis ainsi une prompte rubéfaction, à la suite de laquelle la sécrétion et l'excrétion urinaires se rétablirent bientôt.

Enfin, je fus témoin d'un fait analogue chez un jeune garçon de 14 ans, fils d'un boucher, et fort

---

sance absorbante de la peau, même pendant l'algidité du choléra.

En réponse à ce fait, des partisans de la non-absorption prétendirent, faute de bonnes raisons, que, si la réaction avait suivi de si près l'emploi du vésicant de Gondret, c'est qu'elle était sur le point d'avoir lieu lorsque je l'employai, et que les frictions et les autres moyens médicamenteux pouvaient bien l'avoir déterminée.....

D'accord ; mais comment expliquer, dans cette hypothèse, les signes évidents de narcotisme sans absorption de l'opium ? J'abandonne la solution de cette question aux médecins instruits et consciencieux.

A la vérité, mes adversaires ont paru croire que je m'étais trompé en trouvant des symptômes de narcotisme chez ma malade ! C'est une raison, mais elle n'est guère confraternelle ni flatteuse pour moi....

malade, aussi en proie au même accident, presque toujours mortel, on le sait, à cette époque de la maladie.

Les urines reparurent en abondance après l'application du sinapisme comme chez la malade précédente; tous les deux guérirent complétement.

Ces faits furent observés au mois de juillet, au village de Donjeux, et sont connus du curé, de l'adjoint, du maire et du médecin de la localité, l'estimable M. Maigrot, qui virent avec moi les malades. Le nourrisson de la femme, enfant d'environ quatre mois, continua à téter sa mère pendant tout ce temps, et fut à peine incommodé d'une légère diarrhée. Dans ce cas encore, si le mal eût été contagieux, en aurait-il été ainsi? Personne n'oserait l'affirmer.

Le résultat, selon moi, prouva l'absorption du remède, qui dut agir en réveillant, par son action irritante, l'action des reins, à peu près paralysée ou du moins engourdie.

Là, néanmoins, j'en conviens, ne doivent pas s'arrêter les expériences tendant à démontrer la réalité de l'absorption par la peau pendant l'algidité du choléra asiatique. On doit en entreprendre à l'occasion beaucoup d'autres en raison de la

grande importance qu'il y aurait à en être convaincu dans l'intérêt des pauvres malades, car, je
ne puis trop le répéter, il n'y a guère alors d'autres
moyens de faire pénétrer les remèdes à l'intérieur
du corps. Or, sans absorption, la réaction ne pourra
avoir lieu, quand il s'agira du véritable choléra,
quoique mes antagonistes prétendent qu'elle est
capable de s'effectuer par les seules forces de la
nature; je n'ai, pour ma part, jamais vu rien de
semblable dans ces cas, où les sujets sont réduits,
le plus souvent, presqu'à l'état de cadavre.

Et, nous l'avons tous observé, sans réaction, la
mort est certaine.

Au reste, les partisans de la doctrine de la non-
absorption conviennent fort bien avec nous que,
pendant la période algide, on ne peut habituellement plus faire pénétrer les médicaments par la
bouche ou par l'intestin, puisqu'ils avouent qu'a-
lors *il n'y a plus rien à faire*, ce qui équivaut à
déclarer, comme je l'ai déjà dit plus haut, *que le*
médecin doit se croiser les bras en présence des
infortunés cholériques arrivés à cette période
de la maladie, et les regarder tranquillement
mourir!

Quel est le praticien humain et honnête

homme qui adoptera jamais une aussi affreuse maxime?...

Cependant l'absence de puissance absorbante de la peau, à cette époque de la maladie, n'est pas considérée comme absolue, même par ceux qui s'en montrent les plus chauds partisans.

MM. les docteurs Vernois et Duchaussoy, qu'on peut placer raisonnablement en tête de cette catégorie d'après leurs récents écrits à cet égard, nous y parlent d'expériences de transfusion du sang dans les veines, qu'ils ont pratiquées, et qu'ils ont vues suivies de bons effets.

Comment ces bons effets eussent-ils été produits sans absorption?

Sans doute, elle n'eut pas lieu alors par la peau, mais il me semble que, pour agir, le sang dut nécessairement être absorbé, et cela, disent-ils eux-mêmes, pendant l'algidité.

Quoi qu'il en soit, j'ai la satisfaction de savoir que l'immense majorité des médecins pense le contraire; et parmi le petit nombre de ceux qui nient l'absorption, je n'en connais aucun qui m'ait fourni des preuves positives de sa non-existence. Les confrères avec lesquels j'ai eu occasion de m'en entretenir, et je cherche aujourd'hui sans cesse ces occasions, se sont généralement contentés de reconnaître à cette absorption des degrés différents selon les cas et selon les individus.

Parmi eux je citerai mon honorable et savant ami M. Cazalas, dont j'ai eu à plusieurs reprises dans cet ouvrage l'occasion de mentionner les intéressants travaux.

Ce médecin distingué est d'avis qu'on a exagéré des deux côtés, relativement à l'absorption et à la non-absorption par la peau durant la période algide ; qu'il doit y avoir encore alors là plus ou moins de puissance absorbante, mais que dans tous les cas le praticien, et je n'en demande pas davantage, doit agir comme si elle existait, conseil fort sage et bien différent de ce que disent la plupart de mes antagonistes, *qu'il n'y a plus rien à faire pendant l'algidité*, déclaration équivalente, à mon avis, à une condamnation à mort des malades.

FIN.

TABLE DES MATIÈRES

FIN DE LA TABLE.

ERRATA.

Page 17, ligne 21, *au lieu de* : à Moscou ; puis à Rotterdam, *lisez* : à Moscou, puis à Rotterdam.

Page 31, ligne 1, *au lieu de* : il y aurait quelque chose de plausible, *lisez* : il aurait quelque chose de plausible.

Page 33, ligne 11, *après* : les yeux sont entr'ouverts, *ajoutez* : ternes ;

Page 53, ligne 9, *au lieu de* : l'identité du choléra asiatique et les fièvres pernicieuses, *lisez* : l'identité du choléra asiatique et des fièvres pernicieuses.

Page 69, ligne 11, *au lieu de* : des inconstances particulières, *lisez* : des circonstances particulières.

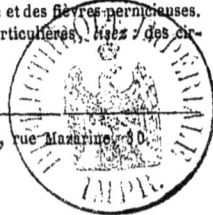

Paris. — Imprimerie P.-A. BOURDIER et Cⁱᵉ, rue Mazarine, 30.

J.-B. BAILLIÈRE,

LIBRAIRE DE L'ACADÉMIE IMPÉRIALE DE MÉDECINE,
rue Hautefeuille, 19.

A LONDRES, CHEZ H. BAILLIÈRE, 219, REGENT STREET.
A NEW-YORK, CHEZ H. BAILLIÈRE, LIBRAIRE, 290, BROADWAY.
A MADRID, CHEZ CH. BAILLY-BAILLIÈRE, LIBRAIRE, CALLE DEL PRINCIPE, N° 11.

Juin 1856.

OEUVRES

ANATOMIQUES, PHYSIOLOGIQUES ET MÉDICALES

DE GALIEN,

TRADUITES SUR LES TEXTES IMPRIMÉS ET MANUSCRITS,
ACCOMPAGNÉES DE SOMMAIRES, DE NOTES, DE PLANCHES ET D'UNE TABLE DES MATIÈRES,
PRÉCÉDÉES D'UNE INTRODUCTION
OU ÉTUDE BIOGRAPHIQUE, LITTÉRAIRE ET SCIENTIFIQUE SUR GALIEN,

PAR

LE Dr CH. DAREMBERG,

Bibliothécaire de la bibliothèque Mazarine,
Bibliothécaire honoraire de l'Académie de médecine, etc.

Tomes I et II, grand in-8 de 700 pages. Prix du volume : 10 fr.

Les tomes III et IV qui compléteront cette importante publication
seront publiés incessamment.

PROSPECTUS.

Notre époque, éminemment historique et critique, a repris avec une ardeur soutenue l'étude de l'antiquité et du moyen âge ; elle recherche curieusement, en l'absence de systèmes nouveaux, les traces des systèmes oubliés, ou bien les systèmes que l'on vante comme nouveaux, elle en retrouve les origines dans la série des temps historiques.

Il semble donc que le moment soit venu de rendre à la médecine le même service que tant d'écrivains distingués ont rendu aux autres sciences, à la littérature et à l'histoire.

Déjà M. Littré a fait revivre Hippocrate ; le prenant pour guide, M. Daremberg fait revivre Galien, le plus illustre médecin de l'antiquité après Hippocrate.

Galien était un grand anatomiste ; il suffit, pour s'en convaincre, de suivre ses descriptions sur la nature dans le livre *de l'Utilité des parties* ; — c'était un habile physiologiste, ses ingénieuses expériences sur les systèmes nerveux et sanguin en sont un irrécusable témoignage ; — c'était un pathologiste éminent, son beau *Traité des lieux affectés* ne laisse aucun doute à cet égard ; — c'était un philosophe distingué, on le voit par son traité des *Dogmes d'Hippocrate et de Platon* ; c'était enfin un esprit puissant, je n'en veux pour preuve que son système si bien lié dans toutes ses parties.

Le traité de l'*Utilité des parties du corps*, dont on ne paraît pas avoir compris le vrai caractère, se résume dans cette sentence d'Aristote : *Que la nature ne fait rien en vain.* Aussi Galien, loin d'y traiter les questions de physiologie proprement dite, ne s'y occupe qu'à découvrir et à démontrer que les parties ne pouvaient pas être mieux disposées qu'elles ne le sont, et qu'elles sont parfaitement adaptées aux fonctions qu'elles ont à remplir. — Une conception hardie, et, jusqu'à un certain point, nouvelle, de la parfaite harmonie entre les diverses parties du corps, est une des qualités qui distinguent cet ouvrage.

Dans le *Traité des lieux affectés*, Galien a devancé l'école moderne, en démontrant par la théorie et par les faits combien il importe d'abord à la connaissance des maladies, puis à la thérapeutique, de savoir exactement le siége du mal, en d'autres termes, d'arriver au diagnostic local. Cet admirable ouvrage, l'un des plus beaux titres de gloire de Galien, n'a jamais été traduit en français ; il figure tout entier dans le second volume.

Les traités *Des facultés naturelles, Du mouvement des muscles, De la semence, Des éléments* ; des ouvrages *Sur le pouls, sur la respiration,* les *Commentaires sur les opinions d'Hippocrate et de Platon*, nous présentent une idée à peu près complète de la physiologie théorique et expérimentale de Galien.

Le traité *De la thérapeutique à Glaucon* ; des extraits de la *Méthode thérapeutique*, des *Commentaires* sur les livres chirurgicaux d'Hippocrate, du traité *De l'art de conserver la santé*, achèveront l'esquisse de Galien comme pathologiste ; enfin, plusieurs opuscules nous montreront Galien comme philosophe et comme moraliste, et donneront aussi une idée de la manière dont il concevait et exposait les généralités sur la médecine.

Cette importante publication comprend : 1° Études biographiques, littéraires et scientifiques sur Galien ; 2° Traité de l'utilité des parties ; 3° Livres inédits des administrations anatomiques ; 4° des lieux affectés ; 5° Thérapeutique à Glaucon ; 6° des Facultés naturelles ; 7° du mouvement des muscles ; 8° Méthode de thérapeutique ; 9° Exhortations à l'étude des arts ; 10° des Sectes ; 11° le bon Médecin est philosophe ; 12° des Habitudes ; 13° des Fragments de divers traités non traduits en entier.

DES SCIENCES OCCULTES

OU ESSAI SUR LA MAGIE, LES PRODIGES ET LES MIRACLES,

PAR EUSÈBE SALVERTE,

3e ÉDITION, précédée d'une introduction par E. LITTRÉ, de l'Institut.

Paris, 1856, 1 vol. grand in-8, papier vélin, de 550 pages.

Avec un portrait d'Eusèbe Salverte. — Prix : 7 fr. 50 c.

DU SOMMEIL

AU POINT DE VUE

PHYSIOLOGIQUE ET PSYCHOLOGIQUE,

PAR ALBERT LEMOINE,

Docteur ès-lettres, professeur de philosophie à la Faculté des lettres de Bordeaux.

Ouvrage couronné par l'Institut de France.

(Académie des sciences morales et politiques).

Paris, 1855, 1 beau volume in-12 de 410 pages. — Prix: 3 fr. 50 c.

LE DÉMON DE SOCRATE

SPÉCIMEN D'UNE APPLICATION DE LA SCIENCE PSYCHOLOGIQUE.

A CELLE DE L'HISTOIRE,

PAR LE DOCTEUR L.-F. LÉLUT,

DEUXIÈME ÉDITION revue et corrigée et augmentée d'une PRÉFACE.

Paris, 1856, 1 vol. in-12 de 400 pages. —3 fr. 50 c.

L'AMULETTE DE PASCAL,

Pour servir à l'histoire des Hallucinations,

PAR LE DOCTEUR F. LÉLUT,

Membre de l'Institut, médecin de l'hôpital de la Salpêtrière.

Paris, 1846. In-8 de 400 pag., avec un fac-simile de l'écriture de PASCAL.   6 fr.

Cet ouvrage fixera tout à la fois l'attention des médecins et des philosophes; l'auteur suit Pascal dans toutes les phases de sa vie, la précocité de son génie, sa première maladie, sa nature nerveuse et mélancolique, ses croyances aux miracles et à la diablerie, l'histoire de l'accident du pont de Neuilly, et hallucinations qui en sont la suite. Pascal compose les *Provinciales*, les *Pensées*, ses relations dans le monde, sa dernière maladie, sa mort et son autopsie. M. Lélut a rattaché à l'*Amulette de Pascal* l'histoire des hallucinations de plusieurs hommes célèbres, telles que la vision de l'abbé de Brienne, le globe de feu de Benvenuto Cellini, l'abîme imaginaire de l'abbé J.-J. Boileau, etc.

DE L'ORGANE PHRÉNOLOGIQUE DE LA DESTRUCTION CHEZ LES ANIMAUX,

ou *Examen de cette question* : Les animaux carnassiers ou féroces ont-ils, à l'endroit des tempes, le cerveau, par suite le crâne, plus large, proportionnellement à sa longueur, que ne l'ont les animaux d'une nature opposée?

PAR F. LÉLUT.

In-8 avec figures.   Prix : 2 fr. 50 c.

QU'EST-CE QUE LA PHRÉNOLOGIE ?

ou Essai sur la signification et la valeur des Systèmes de Psychologie en général, et de celui de Gall en particulier;

PAR F. LÉLUT.

In-8 de 440 pages. . . . . . .   Prix : 7 fr.

DES RAPPORTS CONJUGAUX

CONSIDÉRÉS SOUS LE TRIPLE POINT DE VUE

DE LA POPULATION, DE LA SANTÉ ET DE LA MORALE PUBLIQUE,

PAR LE DOCTEUR ALEX. MAYER,

Médecin de l'inspection générale de la Salubrité, et de l'hospice impérial des Quinze-Vingts,
Chevalier de la Légion d'honneur.

Troisième édition revue et augmentée.
1857, 1 joli volume in-18 de 400 pages. — 3 francs.

HISTOIRE NATURELLE DE L'HOMME

COMPRENANT

Des Recherches sur l'influence des agents physiques et moraux
considérés comme causes des variétés qui distinguent entre elles les

DIFFÉRENTES RACES HUMAINES,

PAR LE DOCTEUR J.-C. PRICHARD,

De la Société royale de Londres, correspondant de l'Institut de France,
Traduit de l'anglais par le docteur F. ROULIN.
|Deux beaux volumes in-8, accompagnés de 40 planches gravées et coloriées, et de
90 vignettes en bois intercalées dans le texte. — Prix : 20 fr.

Cet ouvrage s'adresse non-seulement aux savants, mais à toutes les personnes
qui veulent étudier l'anthropologie. C'est dans ce but que l'auteur a indiqué
avec soin, en traits rapides et distincts : 1º tous les caractères physiques, c'est-
à-dire les variétés de couleurs, de physionomie, de proportions corporelles, etc.,
des différentes races humaines; 2º les particularités morales et intellectuelles
qui servent à distinguer ces races les unes des autres; 3º les causes de ces phénomènes de variété. Pour accomplir un aussi vaste plan, il fallait, comme le
docteur J.-C. Prichard, être préparé par de longues et consciencieuses études,
être initié à la connaissance des langues, afin de consulter les relations des
voyageurs, et de pouvoir décrire les différentes nations dispersées sur la surface du globe; car il fallait indiquer tout ce qu'on sait des rapports qu'elles ont
entre elles, tout ce qu'ont pu faire découvrir, relativement à leur origine, les
recherches historiques et philologiques.

RAPPORTS

DU PHYSIQUE ET DU MORAL DE L'HOMME

ET LETTRE SUR LES CAUSES PREMIÈRES,

PAR P.-G. CABANIS,

AVEC UNE TABLE ANALYTIQUE PAR DESTUTT DE TRACY.

Huitième édition, augmentée de notes, et précédée d'une Notice historique et
philosophique sur la vie, les travaux et la doctrine de CABANIS;

PAR L. PEISSE.

Un beau volume in-8 de 750 pages. — Prix. . . . 7 fr. 50 c.

Dans cette réunion de libres penseurs qui, à la fin du XVIIIe siècle, ont jeté
tant d'éclat sur la philosophie et la littérature française, Cabanis est peut-être
celui de tous dont les écrits ont exercé l'influence la plus marquée sur les idées
scientifiques de notre temps. Son livre des *Rapports du physique et du moral
de l'homme* est resté comme un des plus brillants et des plus solides monuments de l'esprit et de la science de cette forte génération qui, après avoir
préparé la révolution par ses idées, l'accomplit elle-même dans les faits. Les
vicissitudes de la philosophie et de la science, depuis un demi-siècle, n'ont
rien fait perdre de sa popularité à ce bel ouvrage, qui est devenu classique.
Aussi le public pensant accueillera avec intérêt une édition nouvelle de ce beau
livre, à laquelle un écrivain et critique distingué, M. L. Peisse, a ajouté un
travail important sur la *Vie*, les *ouvrages* et les *Doctrines* de Cabanis, et de
nombreuses notes destinées à la discussion, et quelquefois à la rectification
des idées de ce philosophe. La notice biographique, composée sur des rensei-
gnements authentiques, fournis en partie par la famille même de Cabanis,
est à la fois la plus complète et la plus exacte qui ait été publiée. On a joint
au livre la *Lettre sur les causes premières*, dans laquelle Cabanis explique sa
dernière pensée sur ces grands problèmes philosophiques Le livre des *Rapports* et la *Lettre* contiennent tout le système de Cabanis : ces deux ouvrages
s'interprètent et se complètent mutuellement; l'édition publiée par M. Peisse
est la seule qui les réunisse, et c'est aussi la seule qui soit accompagnée d'un
travail historique et critique digne du sujet et de l'auteur.

TRAITÉ

D'ANATOMIE PATHOLOGIQUE

GÉNÉRALE ET SPÉCIALE

OU

DESCRIPTION ET ICONOGRAPHIE PATHOLOGIQUE

DES ALTÉRATIONS MORBIDES, TANT LIQUIDES QUE SOLIDES,

OBSERVÉES DANS LE CORPS HUMAIN,

PAR LE DOCTEUR

H. LEBERT,

Professeur de clinique médicale à l'université de Zurich,
Membre des Sociétés anatomique, de biologie, de chirurgie et médicale d'observation de Paris,
Lauréat de l'Institut de France et de l'Académie impériale de médecine,
Chevalier de la Légion d'honneur.

PROSPECTUS.

Tout le monde reconnaît aujourd'hui l'utilité pratique de l'anatomie pathologique. Les lésions, qu'elles soient cause ou effet, jouent un si grand rôle dans l'évolution des maladies, qu'il est presque toujours nécessaire de les bien connaître pour porter un diagnostic précis et pour diriger le traitement. L'anatomie pathologique est aussi indispensable au pathologiste que l'anatomie normale au physiologiste, et l'anatomie chirurgicale à l'opérateur.

Cette grande étude est cependant négligée par la plupart des praticiens, même par ceux qui sont le plus convaincus de son utilité. Ce qui leur manque, ce n'est pas le désir, c'est la possibilité de s'instruire. Il suffit de séjourner pendant quelques années dans une Faculté pour acquérir la connaissance de l'anatomie descriptive et de l'anatomie chirurgicale. Mais il n'en est plus de même de l'anatomie pathologique : l'élève le plus assidu réussit à peine, pendant la durée de ses études, à se faire une idée des affections les plus communes. Beaucoup de lésions lui demeurent à peu près inconnues, et il reste toujours dans son instruction de grandes lacunes, car les pièces déposées dans les musées, quelque utiles qu'elles soient, perdent, par le contact des liquides conservateurs, leurs caractères les plus importants.

Le médecin instruit qui quitte les bancs de l'école a donc étudié quelques-uns des faits de l'anatomie pathologique, mais il en ignore un grand nombre, et surtout il lui est impossible de connaître cette science dans son ensemble. Une fois lancé dans la pratique, il ne peut qu'oublier des notions aussi incomplètes, à moins qu'il ne soit du petit nombre de ceux à qui des circonstances exceptionnelles permettent de pratiquer de fréquentes autopsies.

De là est née la nécessité de grandes publications du genre de celle que nous entreprenons aujourd'hui. Réunir dans un corps d'ouvrage la description et l'image fidèle de toutes les lésions morbides, en laissant aux parties malades leur forme et leur couleur naturelles, c'est mettre à la portée de tout le monde l'étude d'une science qui est devenue indispensable pour le praticien. Déjà plusieurs publications importantes ont répondu à ce besoin et ont été accueillies avec une faveur marquée. Nous citerons principalement les planches de Baillie, de Carswell, et surtout le grand *Traité d'anatomie pathologique* de M. Cruveilhier. Ces beaux ouvrages resteront dans les annales de la science comme des monuments précieux, et indiqueront aux générations futures l'état des connaissances anatomo-pathologiques à l'époque où chacun d'eux a été publié.

Mais l'anatomie pathologique, science qui date à peine d'un siècle, et qui n'a acquis toute son importance que depuis environ cinquante ans, vient de subir en peu d'années de profondes modifications. L'application du microscope à l'étude des lésions lui a ouvert des horizons nouveaux et l'a poussée dans de nouvelles voies. Il ne s'agit plus seulement aujourd'hui de déterminer la couleur, la consistance et les autres caractères extérieurs des tissus morbides; grâce aux lentilles grossissantes, l'œil de l'observateur pénètre jusque dans les replis les plus cachés de leur organisation. Ce nouveau et puissant moyen d'investigation a effectué depuis quinze ans une révolution complète dans l'anatomie pathologique; on peut dire hardiment que les iconographies pathologiques anciennes ne suffisent plus aux besoins de notre époque, et il est devenu nécessaire de publier une nouvelle anatomie pathologique avec planches, conçue sur un plus vaste plan et en harmonie avec l'état actuel de la science.

Nul n'était en état, mieux que M. Lebert, d'entreprendre cette tâche immense; c'est lui que l'on considère, à juste titre, comme le fondateur de l'école micrographique française. Membre assidu de la Société anatomique où viennent aboutir toutes les pièces pathologiques importantes des hôpitaux de Paris, il a constamment fréquenté, pendant plus de dix ans, les grands services de médecine et de chirurgie, recueillant d'abord les observations au lit des malades, puis assistant aux autopsies ou les pratiquant lui-même, examinant successivement les pièces pathologiques à l'œil nu, au microscope, faisant de fréquents appels à l'art des injections et à l'analyse chimique, mettant en usage, en un mot, tous les moyens connus d'observation et d'investigation.

Toutes les pièces importantes, recueillies pendant cette longue période d'études continuelles, ont été fidèlement reproduites, sous sa direction, par l'habile pinceau de M. Lackerbauer. Les dessins microscopiques on été exécutés soit par cet artiste distingué, soit par M. Lebert lui-même. C'est seulement lorsque ces immenses matériaux ont été entièrement recueillis, que l'auteur, groupant ses planches et dépouillant ses observations, a entrepris la rédaction définitive d'un ouvrage commencé depuis si longtemps.

Cette rédaction était déjà fort avancée lorsque l'université de Zurich appela M. Lebert au poste éminent de Professeur de Clinique médicale. En quittant Paris où s'étaient écoulées les plus belles années de sa vie scientifique, M. Lebert ne se sépara pas sans regret des maîtres illustres qui l'avaient si libéralement accueilli et des savants plus jeunes qui l'avaient si fraternellement secondé dans ses travaux. Ces souvenirs lui sont toujours chers ; il se plaît, dans son *introduction*, à rappeler les services que lui ont rendus MM. Andral, Cruveilhier, Larrey, Lenoir, Louis, Rayer, Ricord, Robert et Velpeau, en mettant à sa disposition les richesses de leurs services d'hôpital, MM. Claude Bernard, Broca, Follin, Leudet, Ch. Robin et Verneuil, en lui prêtant l'appui de leur amitié dévouée et le concours de leur zèle éclairé.

Placé depuis deux ans à la tête d'un grand hôpital, où près de cent malades sont constamment confiés à ses soins, M. Lebert continue à recueillir des faits nouveaux pendant la publication de cet ouvrage. A mesure que ces faits se produisent sous ses yeux, il les compare à ceux qu'il a si laborieusement recueillis dans les hôpitaux de Paris ; il contrôle et complète ainsi chaque jour les résultats de ses premières observations. Cette heureuse position a été pour l'auteur un motif puissant de continuer la tâche qu'il avait entreprise. C'est pour ainsi dire au lit du malade qu'il achève la rédaction du texte, complète l'atlas par l'addition importante de figures-types, ne voulant ainsi livrer son œuvre au public qu'après y avoir mis la dernière main. Nous insistons sur cette heureuse pensée qui distinguera cette publication de toutes les autres iconographies et présentera une grande unité. L'ouvrage, aujourd'hui entièrement terminé, paraîtra régulièrement à de courts intervalles, dans un ordre, une harmonie qu'on cherche vainement dans les autres publications du même genre.

Après l'examen des planches de M. Lebert, l'un des professeurs les plus compétents et les plus illustres de la Faculté de Paris, écrivait : « J'ai admiré l'exactitude, la beauté, la nouveauté des planches qui composent la majeure partie de cet ouvrage, j'ai été frappé de l'immensité des recherches originales et toutes propres à l'auteur qu'il a dû exiger. *Cet ouvrage n'a pas d'analogue en France ni dans aucun autre pays.* »

Cet important ouvrage se compose de deux parties. La première, consacrée à l'ANATOMIE PATHOLOGIQUE GÉNÉRALE, forme environ douze livraisons. La deuxième partie, sous le nom d'ANATOMIE PATHOLOGIQUE SPÉCIALE, traite des lésions considérées dans chaque organe en particulier. Les planches de chaque livraison, avec leur explication, se rapportent toujours exactement aux questions étudiées dans le texte correspondant, complété par des observations détaillées des malades qui ont fourni les pièces représentées sur les dessins. Son œuvre acquiert ainsi une grande utilité pratique. Nous croyons que cela suffit pour prouver que l'ouvrage de M. Lebert n'a pas été conçu sous le point de vue exclusif de la micrographie. Pour M. Lebert, le microscope n'est pas l'*ultima ratio* de l'anatomie pathologique, c'est un moyen de plus ajouté aux autres, et son rôle ne commence qu'après l'observation exacte des symptômes et l'étude rigoureuse de tous les caractères visibles à l'œil nu. Au surplus, nous croyons inutile d'insister plus longtemps sur la manière de voir de l'auteur à cet égard. Toutes ses publications antérieures, parmi lesquelles nous citerons sa *Physiologie pathologique*, son *Traité pratique des maladies tuberculeuses et scrofuleuses*, son *Traité pratique des maladies cancéreuses*, montrent que le but constant de ses efforts a été l'union de la clinique et de l'anatomie pathologique, ainsi que leur application au perfectionnement de la thérapeutique.

Le *Traité d'anatomie pathologique générale et spéciale* se publie dans un ordre méthodique ; le texte en grande partie rédigé, toutes les planches dessinées, rien ne sera négligé par l'éditeur pour publier régulièrement, autant que le temps nécessaire pour la bonne exécution le permettra.

Ce bel ouvrage se composera de 2 volumes in-folio de texte, et d'environ 200 planches dessinées d'après nature, gravées et la plupart coloriées avec le plus grand soin. Il est publié par livraisons, chacune composée de 30 à 40 pages de texte, sur beau papier vélin, et de 5 planches in-folio, gravées et coloriées.

Une livraison paraît toutes les six semaines.

Dix livraisons sont en vente. — Prix de chaque, 15 fr.

Nous publierons incessamment la première liste des Souscripteurs.

On souscrit :

A PARIS, CHEZ J.-B. BAILLIÈRE,
19, rue Hautefeuille.

A LONDRES, CHEZ H. BAILLIÈRE, 219, REGENT STREET ;
A NEW-YORK, CHEZ H. BAILLIÈRE, 290, BROADWAY ;
A MADRID, CHEZ C. BAILLY-BAILLIÈRE, CALLE DEL PRINCIPE, 11.

Et chez les principaux Libraires de la France et de l'Étranger.

Paris. — Imprimerie de L. MARTINET, rue Mignon, 2.

LA SOLITUDE, considérée par rapport aux causes qui font naître le goût, de ses inconvénients et de ses avantages pour les passsions, l'imagination, l'esprit et le cœur; par J.-G. ZIMMERMANN, nouvelle traduction de l'allemand, par le docteur A.-J.-L. JOURDAN. Nouvelle édition, augmentée d'une notice sur l'auteur. In-8 de 550 pages.   3 fr. 50

Personne n'a mieux écrit sur les inconvénients de la solitude que le célèbre Zimmermann : tout son livre est empreint des pensées les plus généreuses. Un livre si fortement pensé ne peut manquer d'être recherché avec avidité, et d'autant qu'il est écrit avec ce charme particulier qui caractérise les productions de tous les penseurs mélancoliques.

HYGIÈNE DE L'AME,

PAR M. DE FEUCHTERSLEBEN, professeur à la Faculté de médecine de Vienne, ancien ministre de l'instruction publique en Autriche,

TRADUIT DE L'ALLEMAND, SUR LA NEUVIEME ÉDITION,

PAR LE DOCTEUR SCHLESINGER-RAHIER.

Paris, 1853, 1 vol. in-18 de 190 pages : 2 fr.

L'auteur a voulu, par une alliance de la morale et de l'hygiène, étudier, au point de vue pratique l'influence de l'âme sur le corps humain et ses maladies. Exposé avec ordre et clarté et empreint de cette douce philosophie morale qui caractérise les œuvres des penseurs allemands, cet ouvrage n'a pas d'analogue en France; il sera lu et médité par toutes les classes de la société.

DE L'IRRITATION ET DE LA FOLIE,

Ouvrage dans lequel les rapports du physique et du moral sont établis sur les bases de la médecine physiologique,

PAR F.-J.-V. BROUSSAIS,

Membre de l'Institut, professeur à la Faculté de médecine, médecin en chef de l'hôpital militaire du Val-de-Grâce, etc.

Deuxième édition, entièrement refondue. 2 vol. in-8.—6 fr.

COURS DE PHRÉNOLOGIE,

PROFESSÉ A LA FACULTÉ DE MÉDECINE DE PARIS,

PAR F.-J.-V. BROUSSAIS.

Un volume in-8 de 850 pages.   . .   Prix : 9 fr.

MANUEL PRATIQUE DU MAGNÉTISME ANIMAL,

Exposition méthodique des procédés employés pour produire les phénomènes magnétiques, et leur application à l'étude et au traitement des maladies

PAR LE DOCTEUR A. TESTE.

Quatrième édition, revue et corrigée. — 1853, in-12 de 500 pages. 4 fr.

Enseigner l'art du magnétisme, en jeter les éléments dans toutes les classes de la société, faire ressortir les immenses avantages que l'humanité doit en retirer un jour, tel est le but que l'auteur a atteint en publiant le *Manuel pratique du magnétisme animal.*

LE MAGNÉTISME ANIMAL EXPLIQUÉ,

ou *Leçons analytiques sur la nature essentielle du magnétisme, sur ses effets, son histoire, ses applications, les divers moyens de les pratiquer, etc.*

PAR LE DOCTEUR A. TESTE.

Un volume in-8° de 500 pages.   7 fr.

Cet ouvrage est certainement ce qu'on a écrit jusqu'à présent de plus clair, de plus intéressant et surtout de plus rationnel sur le magnétisme animal. Il s'adresse indistinctement à toutes les classes de lecteurs, car « il s'agit de l'homme étudié physiquement et moralement d'un point de vue nouveau, »

L'ouvrage de M. Teste se compose de *Onze leçons* ou chapitres. Ces leçons ont été suivies par des savants, des philosophes, des magistrats, des médecins et des gens de lettres. L'extrême assiduité de cet auditoire d'élite prouva à l'auteur qu'elles présentaient un véritable intérêt. Telle est la raison qui le détermine à le publier. Ce Cours est ainsi divisé : *Ire leçon* : Aperçus généraux de l'ordre le plus élevé sur la nature intime du magnétisme ; *IIe leçon* : Histoire philosophique de cette science nouvelle ; *IIIe leçon* : Théories et Opinions des anciens sur le fluide magnétique ; renaissance de ces Théories au xve siècle ; *IVe, V^e, VIe, leçons* : Mesmer, ses démêlés avec les corps savants. Rapports de 1784. Théories de Mesmer, ses opinions et ses actes jugés et appréciés ; *VIIe leçon* : Effets produits par le magnétisme ; *VIIIe et IXe leçons* : Histoire du somnambulisme, phénomènes observés pendant cet état ; *X^e leçon* : Effets divers et consécutifs du magnétisme, de ses applications ; *XIe leçon* : Théorie de l'auteur. Théorie générale, ingénieuse, absolument nouvelle et qui rattache très logiquement tous les faits magnétiques aux axiomes des sciences physiques. — En résumé l'ouvrage de M. Teste ouvre une nouvelle voie aux sciences physiologiques et métaphysiques dont il a surtout pour but de prouver la dépendance réciproque.

HISTOIRE ACADÉMIQUE

DU MAGNÉTISME ANIMAL,

Accompagnée de Notes et de Remarques critiques sur toutes les observations et expériences faites jusqu'à ce jour.

PAR C. BURDIN ET F. DUBOIS (D'AMIENS),
Membres de l'Académie royale de médecine.

Un volume in-8° de près de 700 pages.   8 fr.

Jamais livre n'est apparu, peut-être, en temps plus opportun que celui-ci. Si le magnétisme animal est en quelque sorte banni du sein des compagnies savantes, il semble s'être réfugié dans les rangs de la haute société : c'est donc une guerre qui continue, et plus active que jamais. Pour apprécier cette nouvelle *Histoire du magnétisme animal*, pour en juger toute l'importance, il faut, non seulement suivre les auteurs dans l'exposition des expériences et des faits soumis au jugement de l'Académie royale des sciences, de la Faculté et de la Société royale de médecine ; mais il faut encore les suivre dans l'examen des discussions que le magnétisme a soulevées dans ces derniers temps à l'Académie royale de médecine, et il faut surtout prendre connaissance des documents et des notes critiques qui s'y trouvent abondamment répandues. Quant à la forme, elle n'est pas une, elle est aussi variée que les sujets, que les incidents traités par les auteurs ; tantôt grave et sérieuse, tantôt plaisante et railleuse ; tantôt limitée à une simple défensive, tantôt poussée jusqu'à l'attaque. Cet ouvrage excitera un puissant intérêt ; il sera consulté avec fruit également par les partisans et les opposants au magnétisme.

Rapports et Discussions de l'Académie royale de Médecine,

SUR LE MAGNÉTISME ANIMAL,

Recueillis et publiés avec des Notes explicatives

PAR LE DOCTEUR P. FOISSAC.

Paris, 1833, 1 vol. in-8 de 562 pages. . . . . 7 fr. 50 c.

RECHERCHES ET CONSIDÉRATIONS CRITIQUES SUR LE MAGNÉTISME ANIMAL, avec un programme relatif au somnambulisme artificiel ou magnétique, traduit du latin du docteur Metzger, accompagné de notes et suivi de Réflexions applicables au sujet ; par le docteur Robert. *Paris*, 1824, in-8 de 400 pages.   6 fr.

Paris. — Imprimerie de L. MARTINET, rue Mignon, 2.

OEUVRES
D'ORIBASE,

TEXTE GREC, EN GRANDE PARTIE INÉDIT,

COLLATIONNÉ SUR LES MANUSCRITS

TRADUIT POUR LA PREMIÈRE FOIS EN FRANÇAIS,

AVEC UNE INTRODUCTION, DES NOTES, DES TABLES ET DES PLANCHES,

PAR LES DOCTEURS

BUSSEMAKER ET DAREMBERG.

Paris, 1851 — 1856, 5 vol. in-8, grand papier.

Le tome Ier de 762 pages et le tome IIe de 920 pages sont en vente.

Prix du volume : 12 francs.

Imprimé à l'Imprimerie impériale.

PUBLIÉ SOUS LES AUSPICES DU MINISTRE DE L'INSTRUCTION PUBLIQUE

*Conformément au plan approuvé par l'Académie des inscriptions
et belles-lettres et par l'Académie de médecine.*

Les amis des lettres et de la médecine ancienne applaudiront à la publication des Œuvres complètes d'Oribase ; c'est pour la première fois qu'elles ont été réunies avec de notables augmentations. — Une partie seulement de la *Collection médicale*, véritable *encyclopédie* de la médecine ancienne, avait été publiée en grec. La *Synopsis* en neuf livres, et le traité *Ad Eunapium* en quatre livres, n'ont jamais été publiés qu'en latin.

Pour entreprendre un travail de cette importance, il fallait les longues études, les laborieuses recherches et le dévouement de MM. Daremberg et Bussemaker ; il fallait, de plus, les heureuses circonstances où s'est trouvé M. Daremberg, qui a été chargé par le Ministre de l'instruction publique, de quatre missions littéraires dans les principales bibliothèques d'Allemagne, de Belgique, d'Angleterre et d'Italie.

Nouvelles publications de J.-B. Baillière.

L'École de Salerne, ou l'Art de vivre longtemps. Aphorismes en vers latins et français. Traduction nouvelle et Commentaires par le docteur Ch. Daremberg. Suivi *De la Sobriété et de ses avantages*, par L. Cornaro, édition nouvelle accompagnée de notes. 1856, in-12.

Notices et extraits des manuscrits médicaux grecs, latins et français, des principales bibliothèques d'Europe. Première partie, Bibliothèques d'Angleterre, par M. le docteur Ch. Daremberg. Paris, 1853, in-8.　　　7 fr.

Glosulæ quatuor magistrorum super chirurgiam Rogerii et Rolandi; de secretis mulierum, de chirurgia, de modo medendi libri septem, poema medicum, publiés pour la première fois d'après un manuscrit de la Bibliothèque Mazarine, et accompagnées d'une introduction par le docteur Ch. Daremberg. Paris et Naples, 1855, in-8, de 64-228-178 pages.　　　8 fr.

Storia della medicina in Italia, del dott. Salvator Renzi, medico napolitano. *Napoli*, 1845 à 1848, 5 forts vol. in-8.   40 fr.

Collectio salernitana, ossia documenti inediti, e trattati di medicina apparte-nenti alla scuola salertina, Raccolti ed illustrati da G.-E.-T. Henschel, C. Daremberg, E.-S. de Renzi; premessa la storia della scuola, e publicati a cura di SALVATORE DE RENZI, medico napolitano. Napoli, 1852-1854, 3 vol.   24 fr.

A.-C. Celsi de medicina libri octo; quibus accedunt : versio italica; de Celsi vita et opere; variorum dissertationes; pharmacopæa et armamentarium; adnotationes criticæ et historicæ; indices et lexicon celsianum; curante S. de Renzi. Neapoli, 2 vol. grand in-8 avec figures.   30 fr.

Exposition des principes thérapeutiques de Galien, par le docteur RAVEL. Paris, 1849, in-4.   2 fr. 50 c.

Études sur le traité de médecine d'Aboeidjafar Ah'mad, intitulé *Zad-al-Mokafir*, « La Provision du voyageur, » par G. DUGAT, membre de la Société asiatique. Paris, 1853, in-8 de 64 pages.   2 fr. 50 c.

Œuvres complètes d'Hippocrate, traduction nouvelle, *avec le texte grec en regard*, collationné sur les manuscrits et toutes les éditions, accompagnée d'une introduction, de commentaires médicaux, de variantes et de notes philologiques; suivie d'une table générale des matières, par E. LITTRÉ, membre de l'Institut de France. Paris, 1839-1857. — Cet ouvrage formera 9 forts vol. in-8, de 700 pages chacun. Prix de chaque vol.   10 fr.

Il est tiré quelques exemplaires sur jésus vélin. Prix de chaque volume.   20 fr.

Les huit volumes publiés contiennent :

Tome I. Préface (16 pages). — Introduction historique (554 pages). — De l'ancienne médecine (85 pages).

Tome II. Avertissement (56 pages). — Traité des airs, des eaux et des lieux (93 pages). — Le pronostic (100 pages). — Du régime dans les maladies aiguës (337 pages). — Des épidémies, livre I (190 pages).

Tome III. Avertissement (46 pages). — Des épidémies, livre III (149 pages). — Des plaies de tête (211 pages). — De l'officine du médecin (76 pages). — Des fractures (224 pages).

Tome IV. Des articulations (327 pages). — Le mochlique (68 pages). — Aphorismes (150 pages). Le serment (20 pages). — La loi (20 pages).

Tome V. Des épidémies, livre II, IV, V, VI, VII (469 pages). — Des humeurs (55 pages). — Les prorrhétiques, livre I (71 pages). — Prénotions coaques (161 pages).

Tome VI. De l'art (28 pages). — De la nature de l'homme (31 pages). — Du régime salutaire (27 pages). — Des vents (29 pages). — De l'usage des liquides (22 pages). — Des maladies (68 pages). — Des affections (67 pages). — Des lieux dans l'homme (40 pages).

Tome VII. Des maladies, livres II, III (162 pages). — Des affections internes (140 pages). — De la nature de la femme (50 pages). — Du fœtus à 7, 8 et 9 mois, de la génération, de la nature de l'enfant (80 pages). — Des maladies, livre IV (70 pages), etc.

Tome VIII. Maladies des femmes, des jeunes filles, de la superfétation, de l'anatomie, de la dentition, des glandes, des chairs, des semaines, etc.

Tome IX. *Sous presse.*

Histoire de la médecine depuis son origine jusqu'au XIXᵉ siècle, par le docteur P.-V. RENOUARD, membre de plusieurs sociétés savantes. Paris, 1846, 2 vol. in-8.   12 fr.

Lettres philosophiques sur l'histoire de la médecine, par le docteur P.-V. RENOUARD. Paris, 1850, in-8.   2 fr.

Histoire de la médecine depuis son origine jusqu'au XIXᵉ siècle, avec l'histoire des principales opérations chirurgicales et une table générale des matières, traduit de l'allemand de Kurt SPRENGEL, par A.-J.-L. JOURDAN, docteur-médecin. Paris, 1815-1820, 9 vol. in-8 br.   45 fr.

Histoire des membres de l'Académie impériale de médecine, ou Recueil des éloges lus dans les séances publiques, par E. PARISET, secrétaire perpétuel de l'Académie impériale de médecine, etc., *édition complète,* publiée sous les auspices de l'Académie, précédée de l'éloge de Pariset, par F. DUBOIS (d'Amiens), secrétaire perpétuel de l'Académie impériale de médecine. Paris, 1850, 2 beaux vol. in-12.   17 fr.

Histoire de la médecine grecque depuis Esculape jusqu'à Hippocrate exclusivement, par le docteur M. S. HOUDART. Paris, 1856, in-8 de 320 pages.   6 fr.

Paris. — Imprimerie de L. MARTINET, rue Mignon, 2.

Librairie de J.-B. BAILLIÈRE,
19, rue Hautefeuille, à Paris.

A LONDRES, CHEZ H. BAILLIÈRE, 219, REGENT-STREET
A New-York, chez H. BAILLIÈRE, 290, Broadway.
A Madrid, chez C. BAILLY-BAILLIÈRE, calle del Principe, 11.
Chez les principaux libraires de France et de l'étranger.

JUILLET 1856.

DICTIONNAIRE
D'HYGIÈNE PUBLIQUE
ET DE SALUBRITÉ,

ou

RÉPERTOIRE DE TOUTES LES QUESTIONS

RELATIVES A LA SANTÉ PUBLIQUE,

CONSIDÉRÉES

DANS LEURS RAPPORTS AVEC LES SUBSISTANCES, LES ÉPIDÉMIES, LES PROFESSIONS,
LES ÉTABLISSEMENTS ET INSTITUTIONS D'HYGIÈNE ET DE SALUBRITÉ,

COMPLÉTÉ PAR LE TEXTE

DES LOIS, DÉCRETS, ARRÊTÉS, ORDONNANCES ET INSTRUCTIONS
QUI S'Y RATTACHENT,

PAR

Le docteur Amb. TARDIEU,

Médecin de l'hôpital Lariboisière, Agrégé de la Faculté de Médecine de Paris,
Membre du Comité consultatif d'hygiène publique, etc.

Ouvrage complet 3 forts vol. grand in-8 de 600 pages chacun. 24 fr.

PROSPECTUS.

Les conditions matérielles de la vie exercent sur les dispositions morales de l'homme une influence si évidente, si directe, que les efforts d'une société bien constituée doivent tendre constamment à améliorer l'état physique du plus grand nombre de ses membres. Aussi toutes les questions qui ont pour objet la santé publique méritent-elles de prendre rang parmi les intérêts les plus élevés et les plus sérieux dont puissent se préoccuper les esprits dévoués à l'affermissement et au progrès régulier de l'ordre social. L'hygiène et la salubrité publiques doivent précéder, en quelque sorte, et dominer tous les systèmes d'assistance, de même que, dans la vie privée, on doit faire passer le régime qui peut prévenir avant les soins qui peuvent guérir la maladie.

Ces idées ne sont que l'expression d'une tendance générale qui s'est manifestée durant ces derniers temps, non-seulement dans l'opinion, mais encore dans les actes du gouvernement. L'organisation des CONSEILS D'HYGIÈNE dans chaque arrondissement de la France, et l'utile correspondance qui existe entre eux et le COMITÉ SUPÉRIEUR D'HYGIÈNE ET DE SALUBRITÉ PUBLIQUE, placé près du Ministre auquel sont dévolues les affaires sanitaires, ont déjà produit et doivent réaliser encore une notable amélioration dans les conditions de salubrité des différentes parties de la France. Cependant, dans ces questions complexes qui touchent à la fois à la science et à l'administration, et qui, par leur objet même, sont souvent tout à fait neuves, il n'est que trop fréquent de rencontrer des difficultés et des obstacles imprévus.

En publiant ce *Dictionnaire d'hygiène publique et de salubrité*, M. le docteur Tardieu s'est proposé de réunir et de coordonner les nombreux matériaux qui peuvent servir de fondement à la science de l'hygiène publique. Il a pensé qu'il pouvait être opportun d'offrir aux Médecins, aux Membres des Conseils répandus dans toute la France, aux Administrateurs et aux divers agents à qui sont confiés les intérêts de la santé des populations, un résumé aussi complet que possible de toutes les questions qui se rapportent à cet objet de leurs études et de leur haute mission. L'auteur, appelé, par la confiance du Ministre, à siéger près des hommes éminents à tant de titres, qui composent le Comité consultatif d'hygiène publique, a cherché à se rendre digne de cette haute distinction, et il n'a pas tardé à reconnaître que la nécessité de compulser une foule de recueils scientifiques et administratifs n'était pas la moindre des difficultés qui attendaient les hommes voués à l'étude des questions sanitaires.

La forme de Dictionnaire que M. Tardieu a adoptée nous a paru la plus commode et la plus simple pour l'exposé de toutes les questions relatives à la salubrité et la réunion de tous les documents et actes officiels qui se rattachent à l'hygiène publique et à l'administration sanitaire. Pour cela l'auteur a puisé à des sources nombreuses ; elles sont indiquées dans les *Notices bibliographiques* jointes à chaque article. Cependant il cite comme lui ayant fourni les plus précieux matériaux, la collection des *Annales d'hygiène publique et de médecine légale*, celle non moins importante, mais beaucoup moins connue, des Rapports des conseils de salubrité soit de Paris, soit des grandes villes de France, Bordeaux, Lille, Lyon, Marseille, Nantes, Rouen, Troyes, etc., celle des ordonnances de police et des actes et instructions émanés de l'autorité supérieure ou des différentes administrations locales.

Quant aux sujets que l'auteur fait entrer dans cet ouvrage, nous indiquerons seulement les principaux groupes auxquels les différents articles peuvent se rattacher. La *climatologie*, les *subsistances* et *approvisionnements*, la *salubrité* proprement dite, les *établissements classés et réputés dangereux*, *insalubres* ou *incommodes*, les *professions*, la *technologie* agricole et industrielle dans ses rapports avec l'hygiène, les *épidémies*, *épizooties* et *maladies contagieuses*, l'*assistance publique*, la *statistique médicale*, la *législation sanitaire*, les instructions et actes administratifs, etc. : tels sont, dans leur généralité, les points principaux qui ont fait l'objet des recherches de l'auteur et que l'on trouvera développés dans ce dictionnaire.

Le *Dictionnaire d'hygiène publique et de salubrité* a reçu de l'administration la récompense et l'encouragement dont l'auteur pouvait être le plus flatté. Nous nous bornons à publier la lettre du Ministre adressée à M. le docteur A. Tardieu.

MINISTÈRE DE L'INTÉRIEUR, DE L'AGRICULTURE ET DU COMMERCE.

Paris, le 3 août 1852.

MONSIEUR,

Vous avez bien voulu faire remettre à la Division du commerce intérieur un exemplaire du 1er volume déjà paru de votre *Dictionnaire d'hygiène publique et de salubrité*.

Ce livre, écrit avec autant de soin que de talent, pouvant être d'une grande utilité à l'administration et aux membres du Comité consultatif d'hygiène publique, je viens vous prier d'en envoyer VINGT-QUATRE EXEMPLAIRES au bureau de la police sanitaire et industrielle, avec la facture du prix de vente. J'apprendrais avec satisfaction qu'il fût possible à MM. les Préfets de mettre ce même ouvrage à la disposition des Conseils d'hygiène et de salubrité de leurs départements.

Recevez, Monsieur, l'assurance de ma considération distinguée.

Pour le Ministre :

Le Conseiller d'État, Directeur de l'agriculture et du commerce,

HEURTIER.

M. le préfet de police vient de faire adresser le *Dictionnaire d'hygiène publique* aux quinze Commissions d'hygiène et de salubrité du département de la Seine.

Nouvelles publications sur l'hygiène, chez J.-B. Baillière.

ANNALES D'HYGIÈNE PUBLIQUE ET DE MÉDECINE LÉGALE, par MM. Adelon, Andral, Boudin, Brierre de Boismont, Chevallier, Devergie, Esquirol, Gaultier de Claubry, Guérard, Keraudren, Lassaigne, Mélier, Amb. Tardieu, Trébuchet, Villermé.

Les *Annales d'hygiène publique et de médecine légale*, dont la seconde série a commencé avec le cahier de janvier 1854, paraissent régulièrement tous les trois mois par cahiers de 15 à 16 feuilles in-8 (environ 250 pages), avec des planches gravées.

Le prix de l'abonnement par an pour Paris, est de :   18 fr.

·Pour les départements : 21 fr. — Pour l'étranger :   24 fr.

La première série, collection complète, 1829 à 1853, dont il ne reste que peu d'exemplaires, 50 vol. in-8, figures, prix : 450 fr. Les dernières années séparément; prix de chaque.   18 fr.

Tables alphabétiques par ordre des matières et par noms d'auteurs des Tomes I à L (1829 à 1853). Paris, 1856, in-8 de 136 pages à 2 col.   3 fr. 59

ANCELON. L'art de conserver la santé, manuel d'hygiène à l'usage des enfants et des gens du monde; terminé par l'indication des accidents qui menacent promptement la vie. *Nancy*, 1853, in-18.   1 fr. 25

ANGLADA (Ch.). Traité de la contagion, pour servir à l'histoire des maladies contagieuses et des épidémies. *Paris*, 1853, 2 vol. in-8.   12 fr.

AUBERT-ROCHE. Essai sur l'acclimatement des Européens dans les pays chauds, avec une carte de la mer Rouge, de l'Abyssinie et de l'Egypte. *Paris*, 1854, in-8 de 207 pages.   3 fr. 50

BAUDET-DULARY. Hygiène populaire, simples moyens de ménager et de fortifier la santé. *Seconde édition*, 1856, in-12.   » 50

BERTRAND. Mémoire sur la topographie médicale du département du Puy-de-Dôme. *Clermont*, 1849, in-8.   3 fr.

BOUCHUT. Traité des signes de la mort, et des moyens de prévenir les enterrements prématurés. *Ouvrage couronné par l'Institut de France. Paris*, 1849, 1 vol. gr. in-18 avec figures.   3 fr. 50

BOUDIN. Traité de géographie et de statistique médicales, comprenant la météorologie, la climatologie, les lois statistique de la population, la distribution géographique des maladies, etc. *Paris*, 1856, 2 vol. in-8 avec planches et tableaux.

— Études d'hygiène publique sur l'état sanitaire, les maladies et la mortalité des armées de terre et de mer en Angleterre et dans les Colonies, d'après les documents officiels. *Paris*, 1846, in-8.   3 fr. 50

— Résumé des dispositions légales et réglementaires qui président aux opérations médicales du recrutement, de la réforme et de la retraite dans l'armée de terre. *Paris*, 1854, in-8.   1 fr. 50

— Système des ambulances des armées française et anglaise. Instructions qui règlent cette branche du service administratif et médical , *Paris*, 1855, in-8 de 68 pages avec 3 planches.   3 fr.

BOUVIER. Etudes historiques et médicales sur les corsets. *Paris*, 1853, in-8.   1 fr. 50

BROUSSAIS. Hygiène morale, ou Application de la physiologie à la morale et à l'éducation. *Paris*, 1837, in-8.   5 fr.

CABANIS (P.-G.). Rapports du physique et du moral de l'homme, et Lettre sur les causes premières, précédé d'une Table analytique par Destutt de Tracy, *huitième* édition augmentée de Notes, et précédée d'une notice historique et philosophique sur la vie, les travaux et les doctrines de Cabanis, par L. Peisse. *Paris*, 1844, in-8 de 780 pages.   7 fr. 50

CARRIÈRE (E.). Le Climat de l'Italie, sous le rapport hygiénique et médical. *Paris*, 1849, in-8.   7 fr. 50

Cet ouvrage est ainsi divisé : Du climat de l'Italie en général, topographie et géologie, les eaux, l'atmosphère, les vents, la température. — *Climatologie méridionale de l'Italie* : Salerne (Caprée, Massa, Sorrente, Castellamare, Risina, Portici), rive orientale du golfe de Naples, climat de Naples ; rive septentrionale du golfe de Naples (Pouzzole et Baia, Ischia), golfe de Gaëte.—*Climatologie de la région moyenne de l'Italie* : Marais pontins et maremmes de la Toscane ; climat de Rome, de Sienne, de Pise, de Florence. — *Climat de la région septentrionale de l'Italie* : climat du lac Majeur et de Come, de Milan, de Venise, de Gênes, de Mantoue et de Monaco, de Nice, d'Hyères, etc.

CHOSSAT (C.). Recherches expérimentales sur l'Inanition, ouvrage auquel l'Académie des Sciences de l'Institut a décerné le prix de physiologie expérimentale. *Paris*, 1843, in-4.   7 fr.

COMBES (H.). Les paysans français considérés sous le rapport historique, économique, agricole, médical et administratif. *Paris*, 1853, in-8, 7 fr. 50

— De l'éclairage au gaz, étudié au point de vue économique et administratif, spécialement de son action sur le corps de l'homme. *Paris*, 1844, in-18. 2 fr.

DESALLE (E.). Coup d'œil sur les révolutions de l'hygiène, ou Considérations sur l'histoire de cette science, et ses applications à la morale. *Paris*, 1825, in-8.   1 fr. 80

DESAYVRE. Étude sur les maladies des ouvriers de la manufacture d'armes de Châtellerault. 1856, in-8 de 116 pages.   2 fr. 50

DESLANDES. De l'onanisme et des autres abus vénériens considérés dans leurs rapports avec la santé. 1 vol. in-8.   7 fr.

DONNÉ. Conseils aux mères sur l'Allaitement et la manière d'élever les enfants nouveau-nés, 2e édit. *Paris*, 1846, in-18.   3 fr.

DUCHESNE. De la prostitution dans la ville d'Alger depuis la conquête. *Paris*, 1853, in-8.   4 fr.

DUGAT. Études sur le traité de médecine d'Aboudjafar Ah'mad, intitulé : *Zad Al Mocafir*, « La Provision du voyageur, » par G. Dugat, membre de la Société asiatique. *Paris*, 1853, in-8 de 64 pages.   2 fr. 50

FAUCHER (J.-F.). Question d'hygiène et de salubrité des prisons, de la possibilité des travaux agricoles dans les maisons centrales et en particulier dans celle de Cadillac-sur-Garonne. *Paris*, 1853, in-8.   2 fr. 50

FEUCHTERSLEBEN (E. de). Hygiène de l'âme, traduit de l'allemand sur la *neuvième édition*, par Schlesinger-Rahier. *Paris*, 1853, in-12.   2 fr.

L'auteur a voulu, par une alliance de la morale et de l'hygiène, étudier, au point de vue pratique, l'influence de l'âme sur le corps humain et ses maladies. Exposé avec ordre et clarté, et empreint de cette douce philosophie morale qui caractérise les œuvres des penseurs allemands, cet ouvrage n'a pas d'analogue en France ; il sera lu et médité par toutes les classes de la société.

FITZ-PATRICK. Traité des avantages de l'équitation, considérée dans ses rapports avec la médecine. *Paris*, 1838, in-8.   2 fr. 50

FOISSAC. De la Météorologie dans ses rapports avec la science de l'homme et principalement la médecine et l'hygiène publique. *Paris*, 1854, 2 vol. in-8.   15 fr.

— De l'influence des climats sur l'homme. *Paris*, 1837, in-8.   6 fr.

FONSSAGRIVES. Traité d'hygiène navale, ou de l'Influence des conditions physiques et morales dans lesquelles l'homme de mer est appelé à vivre, et des moyens de conserver sa santé, par le docteur J.-B. Fonssagrives, professeur à l'École de médecine navale de Cherbourg. Paris, 1856, in-8 de 800 pages, illustré de 57 planches intercalées dans le texte.   10 fr.

FRÉGIER. Des classes dangereuses de la population dans les grandes villes, et des moyens de les rendre meilleures. Ouvrage couronné par l'Institut de France (Académie des sciences morales et politiques). *Paris*, 1840, 2 vol. in-8.   14 fr.

GARNIER et **HAREL**. Des falsifications des substances alimentaires et des moyens chimiques de les reconnaître. *Paris*, 1844, in-12 de 522 p. 4 fr. 50

HAUSSMANN (N.-V.). Des subsistances de la France ; du blutage et du rendement des farines, et de la composition du pain de munition. *Paris*, 1848, in-8 de 76 pages.   2 fr.

LACHAISE. Topographie médicale de Paris, ou Examen général des causes qui peuvent avoir une influence marquée sur la santé des habitants de cette ville, le caractère de leurs maladies et le choix des précautions hygiéniques qui leur sont applicables. *Paris*, 1822, in-8.   5 fr. 50

L'ÉCOLE DE SALERNE ou l'art de vivre longtemps. Aphorismes en vers latins et français, traduction nouvelle avec Commentaires, par le docteur Ch. DAREMBERG. Suivi DE LA SOBRIÉTÉ ET DE SES AVANTAGES, par L. CORNARO. Édition nouvelle accompagnée de notes. 1856, in-12.

LEPILEUR (A.). Mémoire sur les phénomènes physiologiques que l'on observe en s'élevant à une certaine hauteur dans les Alpes. *Paris*, 1845, in-8. 2 fr. 50

LEVY (Michel). Traité d'hygiène publique et privée. *Troisième édition* considérablement augmentée. *Paris*, 1856, 2 vol. in-8. 16 fr.

Cet ouvrage embrasse dans son ensemble toutes les notions positives, tous les résultats d'expérimentation, tous les documents qui se rapportent aux nombreuses et difficiles questions d'hygiène publique et privée. C'est un livre marqué au coin de l'observation, rempli d'idées et d'aperçus nouveaux, écrit avec cette élégance et cette pureté de style qui depuis longtemps ont placé l'auteur parmi les écrivains les plus distingués de l'époque actuelle.

LONDE (Ch.). Nouveaux Eléments d'hygiène. *Troisième édition*, entièrement refondue. *Paris*, 1847, 2 vol. in-8. 14 fr.

LUCAS (P.-R.). Traité philosophique et physiologique de l'hérédité naturelle dans les états de santé et de maladie du système nerveux, avec l'application méthodique des lois de la procréation au traitement général des affections dont elle est le principe. Ouvrage où la question est considérée dans ses rapports avec les lois primordiales, les théories de la génération, les causes déterminantes de la sexualité, les modifications acquises de la nature originelle des êtres, et les diverses formes de névropathie et d'aliénation mentale. *Paris*, 1847-1850, 2 forts vol. in-8. 16 fr.

MARCHAL (de Calvi). Des épidémies. Thèse présentée au concours pour la chaire d'hygiène à la Faculté de médecine de Paris. 1852. 1 vol. in-8. 3 fr.

MATHIEU. De la parole et du bégaiement, contenant des conseils utiles à tous les hommes pour perfectionner la faculté de parler, l'analyse du rhythme de la parole, puissant régulateur que personne n'avait encore expliqué, et une méthode infaillible pour la cure radicale du bégaiement. *Paris*, 1847, in-8. 2 fr. 50

MAYER. Des rapports conjugaux, considérés sous le triple point de vue de la population, de la santé et de la morale publique. *Deuxième édition*, revue et augmentée. *Paris*, 1851, in-8. 4 fr.

MARCHANT (E). De l'influence comparative du régime végétal et du régime animal sur le physique et le moral de l'homme, ouvrage récompensé par l'Académie nationale de médecine. *Paris*, 1849, in-8. 5 fr.

MÊLIER. De la santé des ouvriers employés dans les manufactures de tabac. *Paris*, 1845, in-8. 1 fr. 50

— Des marais salants. Rapport à l'Académie de médecine, fait sur la demande du ministre du commerce. *Paris*, 1847, in-4. de 100 pages, avec 4 planches gravées, 5 fr.

MONTFALCON et POLINIÈRE. Traité de la salubrité dans les grandes villes. *Paris*, 1846, in-8. 7 fr. 50

Dans un style clair et concis, et dans une série d'articles, dont chacun a trait à une question pratique parfaitement définie, MM. Montfalcon et Polinière passent successivement en revue : Les conditions hygiéniques générales dans lesquelles se trouvent les grands centres de population, l'air qu'on y respire, l'eau qu'on y puise, les lieux d'habitation, la construction des maisons, leur aménagement intérieur, la ventilation, l'éclairage et le chauffage des appartements, la disposition des rues, le pavage, les égouts, la voirie ; les édifices publics (ateliers, fabriques, collèges, prisons, hôpitaux, casernes, églises, théâtres) ; les foyers spéciaux d'infections (cimetières, chantiers d'équarrissage, les abattoirs) ; les établissements insalubres, régis par une législation toute spéciale parfaitement indiquée et commentée ; la police des boissons, des aliments, et les falsifications des médicaments, etc. Cette énumération suffit pour faire comprendre l'importance de ce livre.

MONFALCON et TERME. Histoire des Enfants trouvés, par MM. Terme, président de l'administration des hôpitaux de Lyon, etc., et J.-B. Monfalcon, membre du conseil de salubrité, etc. Paris, 1840, 1 vol. in-8. 7 fr.

MOUCHON (E.). Dictionnaire de Bromatologie végétale exotique, contenant, en outre, de nombreux articles consacrés aux plantes indigènes dont on ignore ou néglige généralement les propriétés alimentaires, si utilement applicables aux besoins journaliers. *Paris*, 1848, in-8. 6 fr.

PARENT-DUCHATELET. De la Prostitution dans la ville de Paris, considérée sous les rapports de l'hygiène publique, de la morale et de l'administration, ouvrage appuyé de documents statistiques puisés dans les archives de la Préfecture de police. *Troisième édition*, complétée par de nouveaux documents jusqu'à ce jour par MM. Trebuchet et Poirat-Duval, chefs de bureau à la Préfecture de police ; suivie de l'Exposé des mesures hygiéniques et administratives employées contre la Prostitution dans les principales villes de l'Europe. Paris, 1856, 2 vol. in-8, avec cartes et tableaux.
— Recherches et considérations sur l'enlèvement et l'emploi des chevaux morts et sur la nécessité d'établir à Paris un clos central d'équarrissage, tant pour les avantages de la salubrité publique que pour ceux de l'industrie manufacturière de cette ville. *Paris*, 1827, in-4 avec 5 planches. 5 fr.
— Essai sur les cloaques ou égouts de la ville de Paris, envisagés sous le rapport de l'hygiène publique et de la topographie médicale de cette ville. Paris, 1824, in-8.   3 fr. 50
PASQUIER (A.). Essai médical sur les huîtres. *Paris*, 1818, in-8. 2 fr. 50
PATISSIER. Traité des maladies des Artisans et de celles qui résultent des diverses professions, d'après Ramazzini ; ouvrage dans lequel on indique les précautions que doivent prendre, sous le rapport de la salubrité publique et particulière, les administrateurs, manufacturiers, fabricants, chefs d'atelier, artistes, et toutes les personnes qui exercent des professions insalubres. *Paris*, 1822, in-8, br.   7 fr.
PRICHARD (J.-C.). Histoire naturelle de l'Homme, comprenant des recherches sur l'influence des agents physiques et moraux, considérés comme cause des variétés qui distinguent entre elles les différentes Races humaines, traduit de l'anglais par F.-D. Roulin, sous-bibliothécaire de l'Institut de France. *Paris*, 1843. 2 vol. in-8, avec 90 fig. intercalées dans le texte, et 40 planches grav. et color.   20 fr.
PRUS (R.). Rapport à l'Académie nationale de médecine sur la Peste et les Quarantaines, fait au nom d'une commission, par le docteur Prus, accompagné de pièces et documents, et suivi de la discussion au sein de l'Académie. *Paris*, 1846, 1 vol. in-8. de 1050 pages.   10 fr.
RATIER (F.-S.). Nouvelle médecine domestique, contenant : 1° Traité d'hygiène générale ; 2° Traité des erreurs populaires ; 3° Manuel des premiers secours dans les cas d'accidents pressants ; 4° Traité de médecine pratique générale et spéciale ; 5° Formulaire pour la préparation et l'administration des médicaments ; 6° Vocabulaire des termes techniques de médecine. *Paris*, 1825, 2 vol. in-8.   15 fr.
— Quelles sont les mesures de police médicale les plus propres à arrêter la propagation de la maladie vénérienne ? Mémoire couronné par la Société de médecine de Bruxelles. *Paris*, 1836, in-8.   1 fr. 50
RENDU (A.). Etudes topographiques, médicales et agronomiques sur le Brésil. *Paris*, 1848, in-8.   4 fr.
— Etudes de l'homme dans l'état de santé et dans l'état de maladie. *Paris*, 1845, 2 vol. in-8.   15 fr.
REVEILLÉ-PARISE, Physiologie et Hygiène des hommes livrés aux travaux de l'esprit, ou Recherches sur le physique et le moral, les habitudes, les maladies et le régime des gens de lettres, artistes, hommes d'Etat, etc. *Quatrième édition* augmentée. *Paris*, 1843, 2 vol. in-8.   15 fr.
— Traité de la Vieillesse, hygiénique, médical et philosophique, ou Recherches sur l'état physiologique, les facultés morales, les maladies de l'âge avancé, et sur les moyens les plus sûrs, les mieux expérimentés, de soutenir et prolonger l'activité vitale à cette époque de l'existence. *Paris*, 1853, 1 vol. in-8 de 500 pages.   7 fr.
— Guide pratique des Goutteux et des Rhumatisants, ou Recherches sur les meilleures méthodes de traitement, curatives et préservatives, des maladies dont ils sont atteints. *Troisième édition*. Paris, 1847, in-8. 5 fr.

REVEILLÉ-PARISE. Mémoire sur l'existence et la cause organique du tempérament mélancolique, in-8. 1 fr. 25
— De l'assistance publique et médicale dans la campagne. *Paris*, 1850, in-8. 75 c.
ROCHARD. De l'Influence de la navigation et des pays chauds sur la marche de la Phthisie pulmonaire. *Ouvrage couronné par l'Académie impériale de médecine.* 1856, in-4. 4 fr.
ROUBAUD. Des hôpitaux au point de vue de leur origine et de leur utilité, des conditions hygiéniques qu'ils doivent présenter, et de leur administration. *Paris*, 1853, in-8. 3 fr.
SAINTE-MARIE. De l'huître, et de son usage comme aliment et comme remède. *Lyon*, 1827, in-8. 1 fr. 50
SAUREL (L.-J.). Essai sur la climatologie de Montevideo et de la république orientale de l'Uruguay. *Montpellier*, 1851, in-8 de 164 pages 2 fr. 50
SÉGUIN (Ed.). Traitement moral, hygiène et éducation des Idiots, et des autres Enfants arriérés ou retardés dans leur développement, agités de mouvements involontaires, débiles, muets, non sourds, bègues, etc. *Paris*, 1846, 1 vol. in-12 de 750 pages. 6 fr.
SIMON (Max). Hygiène du corps et de l'âme, ou Conseils sur la direction physique et morale de la vie, adressés aux ouvriers des villes et des campagnes. *Paris*, 1853, in-12 de 130 pages. 1 fr.
SIMON. Étude pratique rétrospective et comparée sur le traitement des épidémies au xviiie siècle. Appréciation des travaux et éloge de Lepecq de la Clôture, médecin épidémiographe de la Normandie, *ouvrage couronné par l'Académie impériale de Rouen.* Paris, 1854, in-8 de 332 pages. 5 fr.
STORMONT. Essai sur la topographie médicale de la côte occidentale d'Afrique, et particulièrement sur celle de la colonie de Sierra-Leone. *Paris*, 1822, in-4. 2 fr.
TARDIEU. Études hygiéniques sur la profession de mouleur en cuivre, pour servir à l'histoire des professions exposées aux poussières inorganiques. Paris, 1855, in-12. 1 fr. 25
— Étude hygiénique médico-légale sur la fabrication et l'emploi des allumettes chimiques. Paris, 1856, in-8. 1 fr. 25
TENORE (M.). Essai sur la géographie physique et botanique du royaume de Naples. *Naples*, 1827, 1 vol. in-8. 6 fr.
THÉVENOT. Traité des maladies des Européens dans les pays chauds, spécialement au Sénégal, ou Essai médico-hygiénique sur le sol, le climat et les maladies de cette partie de l'Afrique, publié par ordre du ministre de la marine. *Paris*, 1840, in-8. 6 fr.
TURCK. De la vieillesse étudiée comme maladie, et des moyens de la combattre, 2e édition. Paris, 1854, in-8 de 390 pages. 5 fr.
VERNOIS et BECQUEREL. Du Lait chez la Femme dans l'état de santé et de maladie. Mémoire suivi de nouvelles recherches sur la composition du lait chez la vache, la chèvre, la jument, la brebis et la chienne. *Paris*, 1853, in-8. 3 fr. 50
ZIMMERMANN. La Solitude considérée par rapport aux causes qui en font naître le goût, de ses inconvénients et de ses avantages pour les passions, l'imagination, l'esprit et le cœur, nouvelle traduction de l'allemand, par A.-J.-L. Jourdan. *Nouvelle édition augmentée d'une notice sur l'auteur.* *Paris*, 1840, 1 fort vol. in-8. 3 fr. 50
Personne n'a mieux écrit sur les avantages et les inconvénients de la solitude que le célèbre Zimmermann, tout son livre est empreint des pensées les plus généreuses. Un livre aussi fortement pensé ne peut manquer d'être recherché et d'autant qu'il est écrit avec ce charme particulier qui caractérise les productions de tous les penseurs mélancoliques.

Paris. — Imprimerie de L. MARTINET, rue Mignon, 2.

PARIS. — IMPRIMERIE DE P.-A. BOURDIER ET Cᵉ, RUE MAZARINE, 30.